现代实用医学技术与临床应用系列

WAIKE JIBING
ZHENZHI YU SHOUSHU ZHILIAO

外科疾病
诊治与手术治疗

石东磊　孙向宇　范楠楠
李国良　孙　超　秦　虹　主编

U0385803

中山大學出版社
SUN YAT-SEN UNIVERSITY PRESS
·广州·

图书在版编目（CIP）数据

外科疾病诊治与手术治疗/石东磊等主编 . --广州：中山大学出版社，2024.8.
（现代实用医学技术与临床应用系列）. --ISBN 978-7-306-08204-6

　Ⅰ. R6

中国国家版本馆 CIP 数据核字第 2024DY8150 号

出 版 人：王天琪

策划编辑：谢贞静

责任编辑：谢贞静

封面设计：曾　斌

责任校对：舒　思

责任技编：靳晓虹

出版发行：中山大学出版社

电　　话：编辑部 020-84110776，84113349，84111997，84110779

　　　　　发行部 020-84111998，84111981，84111160

地　　址：广州市新港西路 135 号

邮　　编：510275　　　　　传　真：020-84036565

网　　址：http://www.zsup.com.cn　　E-mail:zdcbs@ mail. sysu. edu. cn

印 刷 者：广东虎彩云印刷有限公司

规　　格：787mm×1092mm　 1/16　 10.25 印张　 276 千字

版次印次：2024 年 8 月第 1 版　 2024 年 8 月第 1 次印刷

定　　价：42.00 元

编 委 会

前　言

　　近年来，社会经济的发展促进了医学科技发展，外科内容不断拓展和延伸，治疗方法持续改进，新理论、新技术逐渐应用于临床，取得了良好的效果，外科在临床医学中越来越重要。但外科疾病种类较多，治疗时间长，容易反复发作，迁延难愈，逐渐引起了社会各界的密切关注。外科医师只有不断学习，打好扎实的理论基础，提高临床治疗水平，才能更好地诊治疾病，减轻患者负担，提高患者生活质量，也有助于缓解医患关系。本书作者通过参考大量国内外文献，结合国内临床实际情况，编写了本书。

　　本书首先介绍了外科学的基础内容，如营养代谢，重症监测、治疗及复苏；然后详细地介绍了胸部创伤、肺外科、胃与十二指肠、小肠、肝脏和泌尿外科疾病的诊疗等外科内容；最后简单介绍了血管手术操作。本书内容丰富、贴近临床、注重实用、形式新颖、图文并茂，希望能为医务工作者处理相关问题提供参考。本书也可供医学院校学生和基层医生学习借鉴。

　　本书编写过程中，由于时间仓促、编者水平有限，难免存在疏漏和不足之处，望广大读者提出宝贵的意见和建议，谢谢。

编　者
2024 年 3 月

目 录

第一章

外科营养代谢

营养支持已在临床应用 40 余年，经过不懈的努力，现代临床营养支持治疗在基础理论和临床实践方面均有了显著的进展，营养支持越来越广泛地应用于临床，已经成为救治各种危重患者的重要措施之一，挽救了无数患者的生命。就外科领域来看，合理的营养支持在许多外科疾病治疗过程中发挥着重要作用。

第一节　饥饿时、创伤后机体代谢变化

外科住院患者普遍存在着蛋白质-能量营养不良，主要是由摄入量减少、疾病影响、手术创伤应激和术后禁食等导致。临床表现为体重下降、机体瘦体重（lean body mass, LBM）消耗、负氮平衡、体脂动员、机体抵抗力下降、创口愈合延迟等。为了制订合理、有效的营养支持计划，了解饥饿、创伤应激等状态下机体的代谢改变十分必要。

一、饥饿时机体代谢改变

外源性能量底物和必需营养物质缺乏是整个饥饿反应的基础。一切生物体都需消耗能量以维持生命，在无外源性营养物质供应的情况下，机体的生存有赖于利用自身组织供能。禁食 6～12 h，机体肝糖原分解供能直至糖原耗尽。在糖原耗尽后，机体每日的葡萄糖需求则依赖于糖异生作用，主要通过体脂、肌肉蛋白分解释放游离脂肪酸及氨基酸来提供糖异生原料。一方面，饥饿早期，骨骼肌成为维持机体生存的必需组织，因为它可提供必需的生化介质以维持机体（尤其是大脑和肾脏）重要的代谢活动。此期，肌肉蛋白分解以提供机体糖异生前体物质，每日约有 75 g 蛋白质分解。另一方面，饥饿时骨骼肌蛋白质合成下降。这样可减少机体能量消耗，减少氨基酸的氧化丢失，维持机体生存。

随着饥饿的持续，机体重要的适应性改变之一是脂肪动员增加，脂肪成为主要的能源物质，从而减少蛋白质的消耗。如果饥饿时蛋白质和尿氮排泄保持不变，机体蛋白质将很快被耗竭，这将导致机体各种功能的丧失并最终导致死亡。因此，在早期饥饿之后，当糖异生作用占主导地位时，脂肪酸逐渐取代蛋白质作为主要能源，从而减少机体对葡萄糖及糖异生作用的需求。此时，肌肉增加对游离脂肪酸的利用，约 90% 的能量由脂肪酸氧化提供。此外，肝脏也增加对脂肪酸的利用。长期饥饿时，肝脏通过协调葡萄糖和酮体的产生而在代谢中起关键作用。血浆胰高血糖素水平的增加抑制了肝细胞内的单酰 CoA 活性，从而刺激来自游离脂肪酸的酮体合成。酮体在机体适应饥饿和影响骨骼肌分

解中起着十分重要的作用，最有意义的是使大脑减少对葡萄糖的利用，越来越少依赖肝脏的糖异生，从而减少了骨骼肌蛋白的分解程度。

由此可见，所有重要器官都参与适应饥饿，这一切都是为了保存机体蛋白质，平衡有限的葡萄糖产生和增加游离脂肪酸及酮体的氧化，使机体的能量需求降低，机体更多依赖脂肪而较少依赖蛋白质分解供能，从而使机体得以生存较长时间。

二、创伤后机体代谢改变

Cuthbertson 首次描述了创伤后机体的代谢改变并将创伤后代谢反应分为两部分，即低潮阶段和涨潮阶段。随后，Moore 又将涨潮阶段分为分解期和合成期。低潮阶段见于创伤后的前几个小时，其特征是心输出量、氧耗量下降，体温下降，血糖、乳酸浓度增加，这些变化常与低血容量及心脏功能不全有关。当循环血容量恢复和组织再灌注，就发生修复过程，表示涨潮期开始。此时，心输出量增加、体温增高、氧耗量增加、尿氮排泄增加及负氮平衡，反映蛋白质分解增加。这一阶段可持续数天或数周，这取决于创伤程度、患者以前的健康状况和治疗措施。当血容量丧失被纠正、感染得到控制、疼痛减轻、氧合作用恢复时，则合成代谢开始。合成阶段以蛋白质逐渐重新积累和随后的体脂储存为特点，这一过程通常持续相当长的时间，要明显长于分解代谢阶段。

（一）能量代谢改变

高代谢状态是机体严重创伤应激后的代谢特征。目前的研究发现，择期手术后，机体静息能量消耗（rest energy expenditure，REE）一般正常或轻度增高（+10%）；颅脑外伤和其他严重创伤、感染后的危重患者，REE 一般增加 20%～40%；大面积烧伤（>40%体表面积）患者，REE 可增加 40%～60%。此外，疾病的进展和病程也可影响机体的代谢率，在无并发症的严重创伤患者，REE 通常在创伤后 3～5 天达高峰，随后缓慢下降。然而，一旦发生感染等并发症，机体能量消耗可额外增加并在相当长的一段时间内处于较高状态（数周或数月）。如有发热则更增加能量消耗，体温每升高 1 ℃，能量消耗增加10%～15%。机体能量消耗的增加提示组织氧耗量的增加，这可通过心脏做功增加和组织摄取氧增加来完成。一些内源性机制可促使危重患者处于高代谢状态，如儿茶酚胺水平可影响机体代谢率，其他一些调节激素和细胞因子也起重要作用。此外，一些代谢通路如糖异生、三羧酸循环、脂肪分解和合成等也需消耗大量能量。

（二）碳水化合物代谢改变

创伤应激状态下机体碳水化合物的代谢特征是糖异生增加、葡萄糖氧化利用下降、糖无效循环增加、胰岛素抵抗及高血糖症。血糖浓度的升高发生在创伤后的低潮期和涨潮期，并与创伤严重程度相一致。此外，血浆乳酸、丙酮、有机酸盐、氨基酸、甘油和游离脂肪酸浓度升高，其在血浆中的水平也与创伤严重程度相一致。葡萄糖和其他溶质浓度的升高增加了创伤、出血后的血浆渗透压，这被认为对血容量和血浆蛋白质的恢复起着重要作用。血糖浓度的增高对于维持糖依赖组织的供能起着十分重要的作用。近年来已有很多证据表明，应激性高血糖不仅导致机体分解代谢增加、负氮平衡、瘦体重减少、创口愈合不良及感染率升高，还严重影响机体内环境稳定，增加危重患者死亡率。目前认为，创伤时机体碳水化合物代谢改变是儿茶酚胺、糖皮质激素、胰高血糖素、胰岛素和生长激素等相互作用的结果。

（三）蛋白质代谢改变

创伤后机体最明显的代谢反应是蛋白质分解增加、负氮平衡，其程度和持续时间与创伤应激程度、创伤前营养状况、患者年龄及应激后营养摄入有关，并在很大程度上受体内激素反应水平的制约。发生严重创伤后，肌肉分解的氨基酸转移到内脏，在内脏循环中被积极地摄取，肝脏是其中的主要脏器，优先合成急性时相反应蛋白。创伤后蛋白质合成则是按"有所为，有所不为"的原则，非必需的组织器官的蛋白质合成减少，而重要器官的蛋白质合成增加，构成创伤后体内蛋白质的重新动态分布。严重应激状态患者可丧失约20%的机体蛋白质，其中大部分是骨骼肌蛋白，从而引起骨骼肌萎缩和机体负氮平衡。尽管骨骼肌蛋白的分解可为肝脏和免疫细胞合成蛋白质提供原料，但大量的瘦体重消耗将增加危重患者的病死率。

创伤后机体蛋白质分解代谢情况除了依赖于创伤的严重程度外，还与患者的性别、年龄有关。年轻健康男性创伤后蛋白质丢失程度要明显高于女性和老年人。如果两次创伤连在一起（如连续进行两次手术），第二次手术后尿氮排泄量要小于第一次。这是因为机体可利用的蛋白质含量下降。创伤后机体的负氮平衡可通过提供高热量、高蛋白质而减轻或最终消失。最后值得指出的是，创伤后蛋白质的丢失并不是全部都由创伤所致，也有部分是急性饥饿的表现。

（四）脂肪代谢改变

体脂分解增加是创伤后机体代谢改变的又一特征。应激时由于肾上腺素、去甲肾上腺素、胰高血糖素等脂解激素增多，脂肪的动员和分解加强，因而血中游离脂肪酸和酮体有不同程度的增加。同时组织对脂肪酸的利用增加。创伤应激时，脂肪分解成为体内主要能量来源，且不受外源性葡萄糖摄入的抑制。严重创伤后，机体所消耗的能量有75%～95%来自脂肪的氧化。

总的来说，分解代谢、高血糖、持续糖异生作用、蛋白质消耗、负氮平衡、机体细胞总体丢失，是创伤应激时机体的代谢特征，这些改变的目的是保持机体内环境稳定，使患者能平稳度过严重应激阶段，顺利康复。如果创伤持续，机体会通过各种机制导致持续的高分解状态，这种高分解代谢状态反过来促使蛋白质消耗并引起营养不良，最终导致机体多器官功能衰竭和死亡。

第二节 营养状况评价

营养状况评价是通过临床检查、人体测量、生化及实验室检查、人体组成测定、综合性营养评价等手段，判定机体营养状况，确定营养不良的类型和程度，评估营养不良所致的危险性，并监测营养支持的疗效。

一、临床检查

临床检查是通过病史采集和体格检查来发现是否存在营养不良。

（一）病史采集

病史采集包括膳食调查、患病情况、精神史、用药史及生理功能史等内容。

（1）膳食调查：记录一段时期内每日、每餐摄入食物和饮料的重量，进行食物频率问卷调查等。

（2）患病情况：正确采集病史、细心观察有助于发现已存在的营养不良的各种临床表现。病史采集重点包括有无畏食、食物禁忌、食物过敏或不耐受，有无进食困难、食欲减退、吸收不良、消化障碍等消化道症状。

（3）精神史：酒精成瘾在许多国家相当普遍，常导致营养不良。抑郁症、认知障碍及被害妄想等也与营养不良密切相关。

（4）用药史：药物的不良反应是体重下降的原因之一。

（5）生理功能史：生活无法自理是营养不良的危险因素之一。

（二）体格检查

通过细致的体格检查可以及时发现以下情况并判定其程度：肌肉萎缩，毛发脱落，皮肤损害，水肿或腹水，维生素、微量元素、必需脂肪酸缺乏的体征。

二、人体测量

人体测量是应用最广泛的方法，通过无创性检查了解机体的脂肪、肌肉储备，用于判断营养不良、监测治疗、提示预后。

（一）体重

体重是营养评价中最简单、直接而又可靠的方法。通常采用实际体重占理想体重的百分比来作为评价体重的一项指标，计算公式如下：

$$男性理想体重（kg）= 身高（cm）-105$$
$$女性理想体重（kg）= 身高（cm）-100$$

实际体重占理想体重百分比（%）=（实际体重/理想体重）×100%

结果判定：实际体重占理想体重的90%以上为正常，80%～90%为轻度营养不良，70%～79%为中度营养不良，0%～69%为重度营养不良，110%～120%属超重，>120%为肥胖。

体重的个体差异较大，用体重改变作为指标似乎更合理。计算公式是：体重改变（%）=（当前体重-通常体重）/通常体重×100%。

（二）体重指数

体重指数（body mass index，BMI）被公认为是反映蛋白质-能量营养不良及肥胖症的可靠指标。计算公式如下：BMI=体重（kg）/身高^2（m^2）。联合国粮食及农业组织（Food and Agriculture Organization of the United Nations，FAO）推荐的BMI界限为：正常值为19～25 kg/m^2（19～34岁），21～27 kg/m^2（>35岁）；>27.5 kg/m^{2}为肥胖，其中27.5～30 kg/m^{2}为轻度肥胖，30～40 kg/m^{2}为中度肥胖，>40 kg/m^{2}为重度肥胖；17.0～18.5 kg/m^{2}为轻度营养不良，16～17 kg/m^{2}为中度营养不良，<16 kg/m^{2}为重度营养不良。

（三）三头肌皮褶厚度

三头肌皮褶厚度（triceps skinfold thickness，TSF）是指肩峰和尺骨鹰嘴连线的上臂中点上 1 cm 处的皮下脂肪厚度，通常用于评估人体脂肪含量和身体质量指数。测量 TSF 时要求被测者立位，上臂自然下垂，取左或右上臂背侧肩胛骨肩峰至尺骨鹰嘴连线中点，测定者用两指将皮肤连同皮下脂肪捏起呈皱褶，捏起处两边的皮肤须对称，用压力为 10 g/mm² 的皮褶厚度计测定。连续测定 3 次后取平均值，计算实测值占正常值的百分比。TSF 正常参考值为男性 11.3～13.7 mm，女性 14.9～18.1 mm。实测值占正常值的 90% 以上为正常，80%～90% 为轻度营养不良，60%～80% 为中度营养不良，<60% 为重度营养不良。

（四）上臂中点围

上臂中点围（mid-arm circumference，MAC）是被测者上臂处于自然下垂，取上臂中点，用软尺测量的值。软尺的误差应小于 1 mm。

（五）上臂肌围与上臂肌面积

在测量上臂肌围（arm muscle circumference，AMC）与上臂肌面积（arm muscle area，AMA）后，通过计算将上臂脂肪组织与肌肉组织区分开来。

$$AMC = MAC - 3.14 \times TSF$$
$$AMA = (MAC - 3.14 \times TSF)^2/(4 \times 3.14)$$

AMC 正常参考值为男性 22.8～27.8 cm，女性 20.9～25.5 cm。实测值占正常值的 90% 以上为正常，80%～90% 为轻度营养不良，60%～80% 为中度营养不良，<60% 为重度营养不良。

三、生化及实验室检查

生化及实验室检查可以测定蛋白质、脂肪、维生素及微量元素的营养状况和免疫功能。

（一）血浆蛋白

血浆蛋白水平可以反映机体蛋白质营养状况，因而是目前临床上最常用的营养评价指标之一，具体指标有白蛋白、前白蛋白、转铁蛋白和视黄醇结合蛋白等。血清白蛋白能有效反映疾病的严重程度和预测手术的风险程度，是营养状况的一个重要参考指标。但是，临床上影响血浆白蛋白浓度的因素有很多，且白蛋白的半衰期为 18 天，代谢及营养支持对其浓度的影响需较长时间才能表现出来。血清前白蛋白、转铁蛋白和视黄醇结合蛋白是一组短半衰期血浆蛋白，与白蛋白相比，这些蛋白不仅半衰期短，而且血清含量少且全身代谢池小，是反映营养状况更好、更敏感、更有效的指标。

（二）氮平衡与净氮利用率

氮平衡是评价机体蛋白质营养状况最可靠和最常用的指标，氮平衡＝摄入氮－排出氮。若氮的摄入量大于排出量，为正氮平衡；若氮的摄入量小于排出量，为负氮平衡；若氮的摄入量与排出量相等，则维持氮的平衡状态。氮的摄入包括经口摄入、经肠道输入及经静脉输入。测定方法有经典的微量凯氏定氮法和较新的化学荧光法。排出的氮

80%以上为尿氮，其他途径还包括粪氮、体表丢失氮、非蛋白氮及体液丢失氮等。净氮利用率=（摄入氮-排出氮）/摄入氮。

（三）肌酐身高指数

肌酐身高指数（creatinine-height index，CHI）是衡量机体蛋白质水平的灵敏指标，测定方法是连续保留24小时尿液3天，取肌酐平均值并与相同年龄和身高的肌酐标准值比较，所得的百分比即为CHI。CHI评定标准：>90%为正常；80%～90%表示瘦体重轻度消耗；60%～80%表示瘦体重中度消耗；<60%则表示瘦体重重度消耗。

（四）3-甲基组氨酸

3-甲基组氨酸（3-methylhistidine，3-MH）是骨骼肌分解代谢的产物，以原形自尿中排出，可以作为评价蛋白质分解代谢的指标，也是肌肉蛋白减少的标志。由于受到饮食、性别、年龄和创伤的影响，3-MH的应用受到限制。3-MH测定前3天应限制肉食。

（五）免疫功能

（1）总淋巴细胞计数（total lymphocyte count，TLC）：TLC是评价细胞免疫功能的简易方法，测定简便、快速，适用于各年龄段。其正常值为（2.5～3.0）×10⁹/L，（1.5～1.8）×10⁹/L为轻度营养不良，（0.9～1.5）×10⁹/L为中度营养不良，<0.9×10⁹/L为重度营养不良。但应激、感染、肿瘤及免疫抑制剂的使用均会影响淋巴细胞计数。

（2）迟发性超敏反应（delayed type hypersensitivity，DTH）：DTH是评价细胞免疫功能的重要指标。在前臂表面不同部位皮内注射0.1 mL抗原（一般一次用2种抗原），24～48 h后测量接种处硬结直径，若硬结直径>5 mm为正常。虽然反映免疫能力的DTH试验在营养不良时反应可减弱，但某些药物和疾病仍能影响监测的结果。

四、人体组成测定

人体组成测定是近年来常用的营养评价方法，人体组成的测定方法有很多，临床上常用的有生物电阻抗分析法、双能X射线吸收法、总体水法和总体钾法。

（一）生物电阻抗分析法

生物电阻抗分析法（bioelectrical impedance analysis，BIA）的原理是将机体作为单一的液态导体，阻抗分析仪传入人体难以觉察的电流，电流通过人体同侧手、脚背表面的两个电极之间，根据欧姆定律在两电极之间产生电压差，记录两电极之间的电压差，即可计算出电流的阻抗。通过测定机体的阻抗值，可直接检测出机体总体水（total body water，TBW）、细胞外液（extracellular fluid，ECF）、细胞内液（intracelluar fluid，ICF）及去脂体重（fat free mass，FFM）。

（二）双能X射线吸收法

双能X射线吸收法（dual-energy X-ray absorptiometry，DEXA）的原理是应用两种不同能量的光子透过机体某一部位的横截面，原始的光子能量以指数方式衰减，不同密度的组织其衰减光子的程度不同，记录两种不同光子能量被不同组织衰减的程度，即可计算出不同组织的含量。DEXA法操作简便，安全、有效，无创伤性，重复性好，可直接提供机体组织总重量、体脂含量、瘦体重含量、矿物质含量及各含量的百分比，适合于各类患者的分析。

（三）总体水法

总体水（TBW）法常采用同位素稀释技术来测定。常用的作为测定人体 TBW 的示踪同位素有 ^{2}H、^{3}H、^{18}O 等。应用 ^{2}H$_2$^{18}O 标记的水可以同时用 ^{18}O 和 ^{2}H$_2$ 测定，其精确程度更高。人体非脂组织与总体水的比例在 70%～80%，平均为 73.2%。可以通过总体水来计算人体非脂组织，即 FFM＝TBW/0.732，那么脂肪组织（fat mass，FM）＝体重（body weight，BW）－FFM。

（四）总体钾法

人体中钾是唯一能自然产生放射性同位素的元素，可通过全身计数器测量人体内钾-40（40K）发射的射线而测得总体钾（total body kalium，TBK）。由于 98% 的钾存在于细胞内，其浓度变化很小，故总体钾与体细胞群（body cell mass，BCM）呈线性相关，也与细胞内液（intracellular fluid，ICF）及总体氮（total body nitrogen，TBN）相关。因此，可以通过测定 TBK 来计算 FFM，计算公式为：

$$FFM = 8.88 + TBK/70$$

五、综合性营养评价

目前尚没有一项指标能够准确、全面评价营养状况，有学者主张应用综合性营养评价，即结合多项营养评价指标来评价患者的营养状况，以提高敏感性和特异性。

（一）预后营养指数

预后营养指数（prognostic nutritional index，PNI）是综合应用 4 种营养评价指标进行计算后得出的结果，公式如下：

$$PNI（\%）= 158\% - 16.6 \times ALB - 0.78 \times TSF - 0.20 \times TFN - 5.80 \times DTH$$

其中，ALB（albumin）为血清白蛋白（单位：g/dL），TSF 为三头肌皮褶厚度（单位：mm），TFN（transferrin）为血清转铁蛋白（单位：mg/dL），DTH 为迟发性皮肤超敏反应（硬结直径>5 mm 者，DTH＝2；硬结直径<5 mm 者，DTH＝1；无反应者，DTH＝0）。若 PNI<30%，表示发生术后并发症及死亡的可能性较小；30%≤PNI<40%，表示存在轻度手术危险性；40%≤PNI<50%，表示存在中度手术危险性；PNI≥50%，表示发生术后并发症及死亡的可能性较大。

（二）主观全面评定

主观全面评定（subjective global assessment，SGA）以病史和临床检查为基础，省略了实验室检查，其内容主要包括病史和体检方面的 7 个项目的评分。最后评分者根据主观印象进行营养等级评定，A 级为营养良好，B 级为轻到中度营养不良，C 级为重度营养不良。SGA 是目前国外应用广泛的综合性营养评价方法。

（三）微型营养评定

微型营养评定（mini-nutritional assessment，MNA）是一种评价老年人营养状况的简单快速的方法，其内容包括人体测量、整体评定、膳食问卷以及主观评定等 18 项内容。所有评分相加即为 MNA 总分。分级标准如下：

（1）若 MNA≥24，表示营养状况良好。

（2）若 17≤MNA<24，表示存在发生营养不良的危险。

（3）若 MNA<17，表示有确定的营养不良。

（四）营养评价指数

营养评价指数（nutritional assessment index，NAI）的计算公式如下：

$$NAI = 2.64 \times AMC + 0.60 \times PA + 3.76 \times RBP + 0.017 \times PPD - 53.80$$

其中，AMC 为上臂肌围（单位：cm），PA（prealbumin）为血清前白蛋白（单位：mg/dL），RBP（retinol-binding protein）为血清视黄醇结合蛋白（单位：mg/dL），PPD（purified protein derivative）为纯化结核菌素试验（硬结直径>5 mm 者，PPD=2；硬结直径<5 mm 者，PPD=1；无反应者，PPD=0）。若 NAI≥60，表示营养状况良好；40≤NAI<60，表示营养状况中等；NAI<40，表示营养不良。

（五）营养危险指数

营养危险指数（nutritional risk index，NRI）的计算公式如下：

$$NRI = 10.7 \times ALB + 0.003\ 9 \times TLC + 0.11 \times Zn - 0.044 \times Age$$

其中，ALB 为血清白蛋白（单位：g/dL），TLC 为总淋巴细胞计数（单位：10^9/mL），Zn 为血清锌浓度（单位：mg/dL），Age 为年龄。若 NRI>60，表示手术危险性低；NRI≤55，表示手术危险性高。

（六）住院患者预后指数

住院患者预后指数（hospital prognostic index，HPI）的计算公式如下：

$$HPI = 0.92 \times ALB - 1.00 \times DTH - 1.44 \times SEP + 0.98 \times DX - 1.09$$

其中，ALB 为血清白蛋白（单位：g/dL），DTH 为迟发性皮肤超敏反应（有 1 种或多种阳性反应，DTH=1；所有均呈阳性，DTH=2），SEP（sepsis）为脓毒症（有脓毒症，SEP=1；无脓毒症，SEP=0），DX（diagnosis）为肿瘤诊断（肿瘤疾病，DX=1；无肿瘤，DX=0）。若 HPI 为+1，表示有 75% 的生存概率；若 HPI 为 0，表示有 50% 的生存概率；若 HPI 为−2，生存概率仅为 10%。

尽管目前临床上有多种营养评价方法，但各种营养评价方法均有其局限性，采用不同评价方法其营养不良的检出率和营养不良程度往往存在差异，因此，我们提倡临床上实施营养评价时应采用综合性营养评价指标，以提高敏感性和特异性。

第三节　临床营养支持指征

营养支持的主要目的是改善患者的临床预后，其作用包括：①避免由于饥饿所造成的损害；②纠正由于疾病或治疗所造成的营养、代谢障碍；③维持机体组织储存及体重，改善生理功能及精神状况；④尽量减少由于分解代谢所造成的机体蛋白质等组织的分解，促进合成代谢并增加体重；⑤加速机体康复，缩短住院时间，提高患者生活质量。因此，原则上凡是因各种原因在一段较长时间内（超过 1 周）不能正常进食或饮水，均为需要临床营养支持的指征。

一、肠外营养支持的适应证

凡是需要营养支持，但又不能或不宜接受肠内营养支持的患者均为肠外营养支持的适应证。实际上临床上遇到的具体患者往往情况十分复杂，营养支持的有效性受许多因素的影响，包括原发病的严重程度、病程的长短，以及并发症的存在等。此外，某些疾病的不同阶段所接受的营养支持方式也会有所不同。因此，我们认为下列情况下可考虑应用肠外营养：①由于广泛小肠切除、小肠疾病、放射性肠炎、严重腹泻、顽固性呕吐等情况而无法进食或通过消化道吸收营养物质者；②接受大剂量放、化疗的营养不良者；③进行骨髓移植者；④无法进行或不能耐受肠内营养的重症胰腺炎者；⑤消化道功能障碍的严重营养不良者；⑥营养不良的获得性免疫缺陷性疾病患者或存在并发症（如顽固性腹泻、感染）的获得性免疫缺陷性疾病患者；⑦严重分解代谢状态下（如颅脑外伤、严重创伤、严重烧伤），在5～7天内无法利用其胃肠道者。

二、肠内营养支持的适应证

理论上，患者因原发疾病或因治疗的需要而不能或不愿经口摄食，或摄食量不足以满足机体合成代谢的需要时，只要患者胃肠道能够耐受肠内营养，均可考虑采用肠内营养支持。临床实践中，具体有以下几种情况时适合采用肠内营养：①意识障碍、某些神经系统疾病所致的昏迷患者，不能经口进食或精神失常的老年痴呆患者，严重抑郁症者，神经性厌食者；②吞咽困难和失去咀嚼能力的患者；③上消化道梗阻或手术后患者；④严重创伤、大面积烧伤、严重感染等患者，虽可经口摄食但摄入量不足；⑤消化道瘘患者，一般适用于低流量瘘或瘘的后期，所提供的营养素不致从瘘口流出的患者；⑥营养不良者的术前准备；⑦炎性肠道疾病患者，当病情逐渐缓解，小肠功能适当恢复且能耐受肠内营养制剂时；⑧处于短肠综合征的肠道代偿阶段；⑨胰腺疾病病情稳定、肠道功能恢复后；⑩慢性消耗性疾病、恶性肿瘤放化疗及免疫缺陷性疾病患者；⑪肠外营养的补充或过渡。由于长期肠外营养会导致肠道结构及功能损害，因而临床上常采用逐渐减少肠外营养用量，同时逐步增加肠内营养，最终过渡到经口进食的方法。

第四节　肠外营养的实施

肠外营养是临床营养支持的重要组成部分，自从1968年Dudrick首次通过中心静脉进行营养支持以来，经过几十年的临床实践，肠外营养从理论、技术到营养制剂都得到了很大的发展，取得了显著成就。目前，肠外营养已被临床普遍接受，其疗效也得到认可，已成为临床上肠功能衰竭患者及危重患者治疗中必不可少的措施之一。

一、营养制剂

肠外营养的营养素包括水、碳水化合物、氨基酸、脂肪、电解质、维生素和微量元素，临床上必须根据患者实际需要、代谢情况准确地给予，因为接受肠外营养的患者不能控制营养素的吸收，所有经静脉给予的营养素均参与代谢或排泄。

（一）碳水化合物制剂

碳水化合物主要的生理功能是提供能量，此外，碳水化合物还参与构成人体代谢过程中的一些重要物质，如 DNA、RNA、ATP 和辅酶等。葡萄糖是目前临床上肠外营养中最主要的碳水化合物，葡萄糖制剂来源丰富，价廉，无配伍禁忌，最符合人体生理要求，能被所有器官利用，其省氮效应早已得到肯定，是临床上应用最多的供能物质。人体对葡萄糖代谢的最大利用率一般约为 6 mg/（kg·min），超量易引起高血糖和高尿糖，长期过量输注会转化成脂肪沉积在肝等内脏和组织。严重应激状态下的患者会产生葡萄糖氧化障碍和胰岛素抵抗，此时每日葡萄糖供给量应少于 250 g 为宜，输注速度应小于 3 mg/（kg·min），以避免因葡萄糖摄入过量所致的代谢副作用。目前临床上常用的葡萄糖制剂的浓度为 5%～50%。

（二）氨基酸制剂

氨基酸是肠外营养时的氮源物质，输注氨基酸液的目的是提供机体合成蛋白质所需的底物。由于各种蛋白质都由特定的氨基酸组成，因此输注的复合氨基酸液中氨基酸的配比应该合理，缺少某种（些）氨基酸或其含量不足，则氨基酸的利用率和蛋白质的合成会受到限制，从而影响肠外营养的疗效。目前市场上有不同浓度、不同配方的氨基酸溶液，成人常规使用的氨基酸溶液中含 13～20 种氨基酸，包括所有必需氨基酸。氨基酸制剂的浓度有 3%、5%、7%、8.5%、10%，甚至更高。临床上在选择氨基酸制剂时最好应用含氨基酸种类较齐全的溶液，高浓度的氨基酸产品适用于需要氮但又需要限制液体摄入量的患者。

（三）脂肪乳剂制剂

脂肪乳剂是肠外营养中理想的提供能量、生物合成碳原子及必需脂肪酸的静脉制剂，它具有能量密度高、等渗、不从尿排泄、富含必需脂肪酸、对静脉壁无刺激、可经外周静脉输入、不需要胰岛素、无高渗性利尿等优点，脂肪乳剂与葡萄糖合用还可起到省氮效应。

（1）长链脂肪乳剂：长链脂肪乳剂含 12～18 个碳原子的长链甘油三酯（long-chain triglyceride，LCT），不仅为机体提供了能量，也提供了大量生物膜和生物活性物质代谢所必需的不饱和脂肪酸，可以预防或纠正必需脂肪酸缺乏症。近年来的研究发现，长链脂肪乳剂中的亚油酸含量过高，抗氧化剂含量较低，在创伤、感染等高代谢状态时，可影响粒细胞活性，导致机体免疫功能受损，脂质过氧化增加，对机体有一定的损害。

（2）中/长链脂肪乳剂：中链甘油三酯（medium-chain triglyceride，MCT）含 6～8 个碳原子，其分子量较 LCT 小，水溶性较 LCT 高 100 倍左右，水解速度快而完全。由于 MCT 不含必需脂肪酸，同时，纯 MCT 输注时有一定神经毒性作用。因此，目前临床上应用的中/长链脂肪乳剂以两种形式存在，其一是将 MCT 与 LCT 按 1:1 的重量比物理混合而成。另一种是将 MCT 与 LCT 在高温和催化剂的作用下水解后再酯化，在同一甘油分子的 3 个碳链上随机结合不同的中链脂肪酸和长链脂肪酸，形成结构型甘油三酯。研究发现，物理混合或结构型的中/长链脂肪乳剂比较长链脂肪乳剂具有氧化更快、更完全的特点，能较快彻底地从血中被清除，更有利于改善氮平衡，对肝脏及免疫系统的影响小，因而是更理想的能源物质，临床应用日趋广泛，大有取代传统长链脂肪乳剂之势。

（3）含橄榄油的脂肪乳剂：含橄榄油的脂肪乳剂由 20% 的大豆油和 80% 的富含单不饱和脂肪酸的橄榄油组成，同时富含大量具有生物活性的 α-生育酚，可减少脂质过氧化的发生。临床实践证实，含橄榄油的脂肪乳剂具有良好的安全性和耐受性，可选择性调节免疫应答，维护机体免疫功能，减少炎性反应的发生，是临床上值得应用的新型脂肪乳剂。

（4）含鱼油的脂肪乳剂：含鱼油（富含 ω-3 脂肪酸）的脂肪乳剂可保护组织微循环及机体免疫功能，减少炎症反应和血栓形成，改善自身免疫性疾病等慢性病的治疗结果，将给创伤后、早期败血症、肿瘤及危重患者带来益处。新型脂肪乳剂，多种油脂肪乳剂（multi-oil fat emulsion injection, including soybean oil, medium-chain triglyceride, olive oil, fish oil, SMOF）是将大豆油、中链甘油三酯、橄榄油及鱼油按一定比例物理混合而成，减少了 ω-6 脂肪酸的含量，增加了 ω-3 脂肪酸的含量，并提供了大量单不饱和脂肪酸和 α-生育酚，被认为可以最佳地调节机体的免疫功能，起到良好的临床效果。

目前临床上使用的脂肪乳剂的浓度有 10%、20% 及 30% 几种，10% 的脂肪乳剂供能为 1.1 kcal/mL，20% 的脂肪乳剂供能为 2.0 kcal/mL，30% 的脂肪乳剂供能为 3.0 kcal/mL。

（四）电解质制剂

电解质是体液和组织的重要组成部分，对维持机体水、电解质和酸碱平衡，保持人体内环境稳定，维护各种酶的活性和神经、肌肉的应激性及营养代谢的正常进行均有重要作用。肠外营养支持中应给予适量电解质，患者对电解质的需要量变化较大，每日的补给量不是固定不变的，需根据临床综合分析后确定。现有的电解质制剂一般均为单一制剂，主要是各种浓度的氯化钠、氯化钾、碳酸氢钠溶液及葡萄糖酸钙、氯化钙、硫酸镁及乳酸钠溶液。必要时也可使用谷氨酸钠和谷氨酸钾制剂。无机磷制剂（磷酸二氢钾、磷酸二氢钠等）虽可用来补充磷，但在配制营养液时如与钙、镁离子相混合则可产生沉淀，输入后将引起不良反应。有机磷制剂格利福斯的成分是甘油磷酸钠，不会产生上述的沉淀问题。

（五）维生素制剂

维生素是维持人体正常代谢和生理功能所不可缺少的营养素。目前临床上有多种水溶性维生素制剂和脂溶性维生素制剂，这些制剂每支中的维生素含量可满足成人每日的需要量。近年来出现了多种专供静脉用的复合维生素制剂，既含有水溶性又含有脂溶性维生素，临床应用方便。它们不能直接静脉注射，需临用前加入 500～1 000 mL 氯化钠注射液或全合一营养液中被稀释后进行静脉滴注。

（六）微量元素制剂

现已有供成人用的复方微量元素制剂，内含 9 种微量元素（铬、铜、锰、钼、硒、锌、氟、铁及碘），每支制剂中的含量为成人每日正常的需要量。另有专供儿科患者用的微量元素制剂，内含钙、镁、铁、锌、锰、铜、氟、碘、磷、氯 10 种元素。

二、肠外营养液的配制

肠外营养由碳水化合物、脂肪乳剂、氨基酸、水、维生素、电解质及微量元素等基本营养素组成，以提供患者每日所需的能量及各种营养物质，维持机体正常代谢，改善其营养状况。临床上，在实施肠外营养支持时，为使输入的营养物质在体内获得更好的代谢、利用，宜将各种营养剂混合后输注，尤其是氨基酸应和能源物质同时输入体内，以利于前者合成蛋白质以免作为供能物质消耗。为此，近年来在临床上配制和使用肠外营养液时多主张采用全合一营养液混合方法，即将患者全日所需的各种营养物质注入 3 升袋中混合后再进行静脉输注。

肠外营养液的配制需要一个洁净、无菌的环境，为此，需要建立肠外营养液配制中心（室），肠外营养液的配制必须在层流洁净房间和层流超净工作台内操作完成。此外，肠外营养配制室需要建立一套严格的规章制度，以确保安全、有效地开展工作。

全合一营养液的配制步骤如下：首先按医嘱或营养配方单准备好药剂，将电解质、微量元素、水溶性维生素、胰岛素加入葡萄糖液（或氨基酸）中，将磷酸盐加入另一瓶氨基酸液中，将脂溶性维生素加入脂肪乳剂中。然后将已加入添加剂的葡萄糖液、氨基酸液经配套的输液管灌入 3 升袋内混合，最后将脂肪乳剂灌入 3 升袋中。应不间断地一次完成混合、充袋，并不断轻摇 3 升袋，使混合均匀，充袋完毕时尽量挤出袋中存留的空气。配制好的全合一营养液应在室温条件下 24～48 h 内输注，暂不使用时要置于 4 ℃环境保存。配制过程中避免将电解质、微量元素直接加入脂肪乳剂内，磷制剂和钙制剂未经充分稀释不能直接混合。全合一营养液中葡萄糖的最终浓度应小于 25%，钠、钾离子的总量应小于 150 mmol/L，钙、镁离子的总量应小于 4 mmol/L，应含有足量的氨基酸液，不应加入其他药液。

近年来随着新技术、新型材质塑料不断问世，肠外营养混合技术也有较大发展，出现了标准化、工业生产的肠外营养袋，可用于营养液配制、储存。新型肠外营养袋中有分隔腔，形成两腔袋或三腔袋形式，各个腔中装有各种营养成分，这些成分的混合非常容易，只需将营养袋撕开即可混合。通常两腔袋中含有氨基酸和葡萄糖溶液，有或没有电解质。三腔袋分别含有氨基酸、葡萄糖和脂肪乳剂，混有电解质。无论是两腔袋还是三腔袋，内含的各种营养成分都是标准配方，只有在需要时，才在袋中添加维生素、微量元素和其他所需的成分。标准化多腔肠外营养液可在常温下保存 24 个月，避免了医院内配制营养液的污染问题。目前临床上有多种不同规格的产品，能够满足大多数有不同营养需求的患者，可安全、便捷地经中心静脉或经周围静脉输注。

三、肠外营养途径

在实施肠外营养支持的过程中，正确的静脉输注途径的选择是肠外营养支持得以顺利实施的前提。肠外营养的输入途径主要有中心静脉和周围静脉。中心静脉管径粗、血流速度快、血流量大，对渗透压的耐受性好，输入的液体可很快被稀释而不致对血管壁产生刺激，不易产生静脉炎和形成静脉血栓。中心静脉对输注液体的浓度和酸碱度的限制小，能在单位时间内快速输入机体所需的大量液体，并可在 24 h 内进行持续不断的输注，因此，能最大限度地按机体的需要以较大幅度调整输入液体的量、浓度及速度，保证供给机体所需的热能和各种营养素。中心静脉穿刺置管常用于有长期输液需求的患者，可使患者免遭反复静脉穿刺所致的痛苦。因此，对需要较长时间肠外营养支持者或因有较多额外营养成分丢失、处于显著高代谢状态以致机体对营养物质的需求量大为增加者宜采用中心静脉途径输液。周围静脉输注具有应用方便、安全性高、并发症少而轻等优点，一般适用于预期只需短期（不超过 2 周）肠外营养支持的患者或接受部分肠外营养支持（输注营养素的量较少）的患者。

（一）中心静脉途径

目前临床上常用的中心静脉置管途径有：①经皮穿刺颈内静脉置管；②经锁骨下区穿刺锁骨下静脉置管；③经锁骨上区穿刺锁骨下静脉置管；④经皮穿刺颈外静脉置管或切开颈外静脉置管；⑤经头静脉或贵要静脉插入中心静脉导管。

（二）周围静脉途径

周围静脉大多数选择上肢的末梢静脉，如前臂近端或肘前窝的周围静脉。下肢周围静脉由于容易发生血栓性静脉炎，而且不利于患者活动，因而不适合用作肠外营养。无论选择何处静脉，为减少血栓性静脉炎的发生，应尽量选择直径较粗的静脉。经周围静脉途径予肠外营养时，为使患者免受频繁穿刺静脉的痛苦和减少穿刺针机械刺激所致的静脉炎及静脉血栓的形成，可应用塑套式静脉留置套管针。

四、肠外营养液的输注

肠外营养的输注有持续输注法和循环输注法两种。持续输注是指营养液在 24 h 内持续均匀输入体内。由于各种营养素同时按比例输入，对机体氮源、能量及其他营养物质的供给处于持续状态，胰岛素分泌较稳定，血糖值也较平稳，对机体内环境的影响较小。一般在肠外营养早期尤其是在探索最佳营养素量阶段都采用持续输入法，患者易适应。持续输注营养液时，胰岛素分泌持续处于高水平状态，阻止脂肪分解，促进脂肪合成，并使葡萄糖以糖原形式储存在肝脏，因此常出现脂肪肝和肝大，有时出现高胆红素血症，这对于需要长期肠外营养支持的患者不利。循环输注法是在持续输注营养液的基础上缩短输注时间，使患者有一段不输液的时间，此法适合于病情稳定、需长期肠外营养支持，而且肠外营养素量无变化的患者。实施循环输注应当有一个过渡期，逐渐进行，要监测机体对葡萄糖和液体量的耐受情况，避免血糖变化。

肠外营养液输注速度的控制是一个非常重要的问题，输注速度不均匀可引起患者血糖水平的明显波动，不利于营养物质的吸收和利用，甚至导致严重的代谢并发症。我们推荐应用静脉输注泵实施肠外营养液的输注，按照实际需要进行调控。

五、肠外营养并发症监测及防治

临床上常见的肠外营养的并发症主要有静脉导管相关并发症、代谢性并发症、脏器功能损害及代谢性骨病等。

（一）静脉导管相关并发症

静脉导管相关并发症是肠外营养的常见并发症，可分为非感染性并发症及感染性并发症两大类。前者大多数发生在中心静脉导管放置过程中，多与置管操作不当有关，常发生气胸、空气栓塞、血肿形成、胸腔或纵隔积液、动脉和静脉损伤、导管栓塞、颈交感神经链、臂丛神经损伤或膈神经损伤等并发症，且可能出现导管移位、胸导管损伤等情况。也有少数并发症是长期应用、导管护理不当或拔管操作所致，如导管脱出、导管扭折或导管折断、导管漏液、衔接部脱开、导管堵塞等。感染性并发症主要指中心静脉导管引起的相关感染。

（二）代谢性并发症

肠外营养时可发生糖代谢紊乱，肾前性氮质血症，必需脂肪酸缺乏症，高甘油三酯血症，水、电解质及酸碱平衡紊乱，维生素及微量元素缺乏症等代谢性并发症。

（三）脏器功能损害

肝脏损害是肠外营养中常见的并发症，其原因与长期过高的能量供给，葡萄糖、脂肪与氮量的提供不合理，胆汁淤积及某些营养制剂中的某些成分有关。早期这种肝损害往往是可逆的，主要表现为肝酶谱不同程度的升高，部分患者同时出现高胆红素血症，停用肠外营养或减少用量后肝功能大都可恢复正常。长期应用或不适当应用全肠外营养，可导致患者肝功能不全和肝硬化，重者可引起肝衰竭及死亡。

胆泥淤积和胆囊结石是肠外营养的另一常见并发症，这主要是由于长期肠外营养使肠道处于休息状态，肠道激素的分泌受抑制。胆囊或胆道系统结石的形成还可能进一步诱发急性胆囊炎、急性胰腺炎和胆道感染等并发症。此外，长期肠外营养时由于胃肠道长时间缺乏食物刺激，导致肠黏膜上皮绒毛萎缩、变稀，皱褶变平，肠壁变薄，肠道激素分泌及动力降低，小肠黏膜细胞及营养酶系的活性退化，肠黏膜上皮通透性增加，肠道免疫功能障碍，以至于肠道黏膜的正常结构和功能受损害，导致肠道细菌易位而引起肠源性感染，甚至导致肠源性脓毒症。

（四）代谢性骨病

部分长期肠外营养患者出现骨钙丢失、骨质疏松、血碱性磷酸酶增高、高钙血症、尿钙排出增加、四肢关节疼痛，甚至出现骨折等表现，称之为代谢性骨病。

总而言之，肠外营养可产生各种并发症或副作用，在临床实施中应注意密切监测，尽可能避免或预防其发生。一旦发生应及时处理，以确保肠外营养得以继续和安全实施。

第五节　肠内营养的实施

肠内营养是一种简便、安全、有效的营养支持方法，与肠外营养相比，它具有比较符合生理状态、能维持肠道结构和功能的完整、费用低、使用和监护简便、并发症较少，以及在摄入相同能量和氮的情况下节氮作用更明显等诸多优点。临床上，肠内营养的可行性取决于患者的胃肠道是否具有吸收所提供的各种营养素的能力，以及胃肠道是否能耐受肠内营养制剂。只要具备上述两个条件，在患者因原发疾病或因治疗的需要而不能或不愿经口摄食，或摄食量不足以满足机体合成代谢的需要时，均可考虑采用肠内营养支持。

一、肠内营养制剂的特性及选择

目前，市场上肠内营养制剂的种类多达100多种，容易引起混淆，但根据其组成分类，肠内营养制剂可分为要素型肠内营养制剂、非要素型肠内营养制剂、组件型肠内营养制剂和特殊应用型肠内营养制剂四类。

（一）要素型肠内营养制剂

要素型肠内营养制剂是氨基酸或多肽类、葡萄糖、脂肪、矿物质和维生素的混合物。

（1）营养全面：要素型肠内营养制剂中各类营养素含量可满足推荐的膳食供给量标准。

（2）不需要消化即可直接或接近直接吸收。

（3）成分明确：明确的成分便于使用时对其进行选择，并可根据病理生理需要，增减某种或某些营养素成分或改变其比例，以达到治疗效果。

（4）不含残渣或残渣极少，使粪便数量显著减少。

（5）不含乳糖：适用于乳糖不耐受者。

（6）口感差，以管饲为佳。要素型肠内营养制剂主要适合于胃肠道消化、吸收功能部分受损的患者，如短肠综合征、胰腺炎等患者。

（二）非要素型肠内营养制剂

非要素型肠内营养制剂以整蛋白或蛋白质游离物为氮源，渗透压接近等渗（300～450 mOsm/L），口感较好，口服或管饲均可，使用方便，耐受性强。此类制剂根据其蛋白质来源和是否含乳糖或膳食纤维又可分为含牛奶配方、不含乳糖配方及含膳食纤维配方三种。此类制剂适于胃肠道功能较好的患者，是临床上应用最广泛的肠内营养制剂。

（三）组件型肠内营养制剂

组件型肠内营养制剂是仅以某种或某类营养素为主的肠内营养制剂。它可对完全型肠内营养制剂进行补充或强化，以弥补完全型肠内营养制剂在适应个体差异方面不够灵活的缺点。组件型肠内营养制剂主要包括蛋白质组件、脂肪组件、糖类组件、维生素组件和矿物质组件。

（四）特殊应用型肠内营养制剂

近年来，市场上出现了根据某些疾病特征制造的肠内营养制剂，主要有：①创伤用肠内营养制剂；②糖尿病用肠内营养制剂；③肿瘤用肠内营养制剂；④肺疾患专用肠内营养制剂；⑤婴儿用肠内营养制剂；⑥肝衰竭用肠内营养制剂；⑦肾衰竭用肠内营养制剂。

二、肠内营养途径选择及管饲技术介绍

肠内营养的输入途径有口服、鼻胃/十二指肠管、鼻空肠管、胃造口、空肠造口等多种，具体投给途径的选择则取决于疾病情况、喂养时间长短、患者精神状态及胃肠道功能。不同途径的适应证、禁忌证及可能出现的并发症均不同，因而临床上应根据具体情况进行选择。

（一）鼻胃或鼻肠管置管

通过鼻胃或鼻肠管置管进行肠内营养简单易行，是临床上使用最多的方法。鼻胃管喂养的优点在于胃的容量大、对营养液的渗透压不敏感，适合于各种完全性营养配方。

缺点是有反流与吸入气管的危险，长期使用者可出现咽部红肿、不适，增加呼吸系统并发症等。因此，鼻胃或鼻肠管置管喂养不适合需长期进行肠内营养支持的患者。

（二）胃造瘘术

胃造瘘术常用于较长时间不能经口进食者，这种方法接近正常饮食，能供给人体所需要的营养物质，方法简便。具体方法有：①剖腹胃造瘘术；②经皮内镜辅助的胃造瘘术（percutaneous endoscopic gastrostomy，PEG）。PEG 是近年来发展起来的新型胃造瘘方法，具有不需剖腹与麻醉、操作简便、创伤小等优点，适合于需长期肠内营养的患者，目前已广泛用于临床。

（三）空肠造瘘术

空肠造瘘是临床上肠内营养支持的重要途径之一，其优点为：①因液体反流而引起的呕吐和误吸发生率低；②肠道营养与胃、十二指肠减压可同时进行，对胃、十二指肠外瘘及胰腺疾病患者尤为适宜；③喂养管可长期放置，适用于需长期肠内营养的患者；④患者可同时经口摄食；⑤患者无明显不适，机体和心理负担小，活动方便，生活质量好。空肠造瘘具体方法有：①剖腹空肠造瘘术；②经皮内镜空肠造瘘术（percutaneous endoscopic jejunostomy，PEJ），采用与 PEG 相同方法置管，将空肠造瘘管置于胃中，再由胃镜将导管向远端送入十二指肠或空肠。

三、肠内营养的投给方式

临床上肠内营养的输注方式有一次性投给、间隙性重力滴注和连续性经泵输注三种。具体采用哪种方法取决于营养液的性质、喂养管的类型与大小、管端的位置及营养素的需要量。

（一）一次性投给

将配好的营养液或商品型液体肠内营养借注射器缓慢地注入喂养管内，每次 200 mL 左右，每日 6~8 次。但该方法常会引起腹胀、腹泻、恶心、呕吐等不适。该方法可用于胃造瘘、需长期家庭肠内营养的患者，因为胃的容量较大，对容量及渗透压的耐受性较好。而临床上住院患者已很少使用该方法。

（二）间隙性重力滴注

将配制好的营养液置于输液瓶或塑料袋中，经输液管与肠道喂养管连接，借重力将营养液缓慢滴入胃肠道内，每次 250~400 mL，每日 4~6 次。此法临床上常用，其优点是患者有较多的自由活动时间，类似正常饮食。但由于肠道蠕动或逆蠕动的影响，常会引起输注速度不均和胃肠道症状。

（三）连续性经泵输注

这是指应用输液泵连续 12~24 h 均匀持续输注。目前临床上多主张采用此方式进行肠内营养支持。临床实践表明，连续经泵输注时，营养素吸收较间隙性重力滴注佳，大便次数及大便量也明显少于间隙性重力滴注，患者胃肠道不良反应也较少，营养效果好。

肠内营养液的输注刚开始的数天（1~3 天）内，应该让胃肠道有一个逐步适应、耐受肠内营养液过程。开始时采用低浓度、低剂量、低速度输注，随后再逐渐增加营养液浓度、输注速度以及投给剂量。一般第 1 天用 1/4 总需要量，营养液浓度可稀释 1 倍，如患者能耐受，第 2 天可增加至 1/2 总需要量，第 3、第 4 天增加至全量。肠内营养液开始输注时速度宜慢，速率一般为 25～50 mL/h，以后每 12～24 h 增加 25 mL/h，最大速率为 125～150 mL/h，严格控制输注速度十分重要。输入体内的营养液的温度应保持在 37 ℃左右，过凉易引起胃肠道并发症。对此可采用两种方法使过凉的营养液复温，一种是采用电热加温器加温，另一种是采用暖水瓶加温法加温。

四、肠内营养并发症监测及防治

尽管肠内营养是一种简便、安全、有效的营养支持方法，但如果使用不当，也会发生一些并发症，增加患者痛苦且影响疗效。临床上常见的肠内营养的并发症主要有机械方面、胃肠道方面、代谢方面及感染方面的并发症。

（一）机械性并发症

机械性并发症与喂养管的质地、粗细以及置管方法和部位有关。主要有鼻、咽及食管损伤，喂养管堵塞，喂养管拔出困难，造口并发症等。

（二）胃肠道并发症

胃肠道方面的并发症是肠内营养支持过程中最常见的并发症，也是影响临床肠内营养支持实施普及的主要障碍。恶心、呕吐、腹泻、腹胀、肠痉挛等是临床上常见的消化道症状，这些症状大多数能够通过合理的操作来预防和及时纠正、处理。

（三）代谢性并发症

代谢并发症的发生常与营养液的质量，管理、监测系统是否完善有关。代谢方面的并发症主要有水、电解质及酸碱代谢异常，糖代谢异常，微量元素代谢异常，维生素及脂肪酸的缺乏，各脏器功能异常。

（四）感染性并发症

造成感染的因素和环节是多方面的，主要与营养液的误吸和营养液污染有关。吸入性肺炎是肠内营养支持中最严重的并发症，常见于幼儿、老年患者及意识障碍患者，其发生率为 1%～4%。防止胃内容物潴留及反流是预防吸入性肺炎的基础，具体措施有：①对易引起吸入性肺炎的高危患者应采用幽门后途径进行喂养；②输注营养液时始终将床头抬高 30°～45°；③输注肠内营养液时应注意输注速度，肠内营养液量、浓度及输注速度应逐步递增，使肠道逐步适应；④及时检查和调整营养管头端的位置，防止喂养管卷曲或滑出至食管内；⑤经常检查胃潴留情况，胃潴留量大于 100 mL 时应暂停肠内营养。

一旦发现患者有吸入胃内容物征象时应立即采取以下措施：①立即停止肠内营养液的输注并吸尽胃内容物；②立即行气管内吸引，尽可能吸出吸入的营养液或食物；③鼓励并帮助患者咳嗽，咳出误吸的液体；④对于同时进食的患者，应尽早行支气管镜检查，清除气道内的食物颗粒；⑤改用肠外营养支持，输入一定量的白蛋白以减轻肺水肿；⑥呼吸功能严重损害的患者需要机械通气支持；⑦应用抗生素防治肺部感染，必要时可以适量应用糖皮质激素以改善症状。

第二章

外科重症监测、治疗及复苏

第一节　概述

一、外科监护室的组织结构

随着社会的进步，对医疗的要求不断提高，既往限于技术难以开展的手术逐步开展，而老龄人口数量急剧增加，受原有基础疾病的影响，患者恢复缓慢，各种意外创伤发生的概率也较前显著增加。在对患者进行治疗的过程中，手术仅是治疗的一部分，术后处理则成了患者能否最终康复的关键，因此，临床上迫切需要一个专门场所，由受过专业培训的医护人员负责患者的救治工作，使他们能够顺利度过围手术期。

在危重医学的发展史上，一个里程碑的事件发生在 19 世纪中叶，医学先驱南丁格尔在手术室边设立了术后患者恢复病房，将术后患者集中管理，她撰文写道："在小的乡村医院里，把患者安置在一间与手术室相通的小房间内，直至患者恢复或至少缓解手术的即时影响已不鲜见。"以后，这种小房间除了收治术后患者外，又进一步扩大到收治失血、休克等危重外科患者，这便是术后恢复室和早期监护病房的雏形。

随着医院规模的扩大以及病房功能的增加，出现了专科病房，用以收治专科患者。外科监护室（surgical intensive care unit，SICU）则是收治严重创伤、重大手术后生命体征不稳定或出现外科相关严重并发症的患者的专门科室，其工作包括持续监测和相关治疗。

外科监护室的床位，通常占医院外科总床位的 2%～5%。以心胸外科、神经外科等术后需严密监测生命体征的科室为特色的医院，应设有较多此类床位。外科监护室通常位于手术室附近，并有血库支持。环境整洁、隔音良好，其附近有宽敞通道和电梯方便患者转运。SICU 的空间要相对足够大，以便于治疗并减少患者之间的相互干扰；要有良好的通风条件和消毒条件，以保证 SICU 可以定期通风和消毒，有条件的医院可以安装层流装置。原则上，应保证所有的患者均在医务人员的严密监护之下，同时又可防止病员之间的交叉感染。目前较为流行的设置：其一是将医务人员工作处安置在室内的中央，工作区的两侧安排 8～10 张床位，在大病室内安排 2 间以上单间病房，以安置需要隔离的或病情危重的患者；其二则是将大多数床单位放置于小房间内，且每间小房间内都有洗手装置，以求最大限度地减少病员之间的交叉感染和情绪影响。

外科监护室病床与护士比例为 1：（2～3），发达国家则高达 1：4，病床与医师之比为1∶0.5，并配备一定数量工勤人员。在一些发达国家和地区，尚有大量医技人员如呼吸治疗师、药剂师、康复师、营养师等在其中协助治疗患者。因为大量仪器设备需要维护保养，一些日常检查如血液气体分析、电解质测定等须在监护室中直接完成，配备一名专职技术人员也是必要的。

为达到严密监测和有效治疗患者的目的，监护室必然配备大量医疗仪器。一般而言，监护室须配备心电监护系统、人工呼吸机、各种液体滴注泵或药物输注泵、电击除颤仪等。此外，尚需配备血液气体分析仪、电解质测定仪、纤维支气管镜、超声诊断仪、体温调节装置、血液净化装置以及便于运送的简易呼吸机等。对一些专科监护室，则须配置相应的监护装置，例如，以收治神经外科患者为主的重症监护病房（intensive care unit，ICU），应配置颅内压监测装置、脑氧饱和度监测装置等；心脏外科监护室，应配置心脏超声仪、心功能测定仪等。

近年来，由监护系统演化出了医院内临床数据和图像传输系统，使患者的检验检查所得数据和图像得以在科室间高效传输，大大提高了临床工作效率。几乎所有的患者治疗包括病史、检验检查结果等，均可以电子病历的形式整合。而远程网络切入功能使得相关医师即使远离患者，也可即时获得患者的临床治疗信息，调整治疗方案。可以预计，不远的将来，信息化将覆盖医院的几乎所有部门，而收治危重患者的监护室则必然走在医院信息化的前沿。

二、外科监护病房的入住指征

外科监护病房主要收治下列患者：

（1）各种类型的休克者。

（2）与手术相关的呼吸功能衰竭需进行机械通气治疗者。

（3）急性肾衰竭患者。

（4）严重多发性损伤、复合创伤并有循环、呼吸功能不稳定者。

（5）重症胰腺炎，消化道瘘的早、中期者。

（6）复杂大手术，术中发生意外情况，手术后须密切观察心、肺、脑、肾功能变化者。

（7）手术后早期需密切观察心、肺功能变化的老龄外科患者。

（8）有心脑血管、呼吸系统疾病，手术后早期需密切观察心、肺功能变化者。

（9）颅内手术后，生命体征不稳定者。

（10）严重水、电解质、糖代谢紊乱，酸碱失衡，营养不良者。

但若患者同时具有下列情况，则不应收入监护室治疗：

（1）脑死亡，处于植物人状态但生命体征稳定。

（2）同时患有烈性传染病。

（3）晚期肿瘤患者，病情无逆转可能。

（4）精神病患者，病情处于不稳定期。

三、危重患者的评分系统

20 世纪 70 年代起，一些学者为客观评价患者的病情严重程度和治疗效果，对 ICU 的人力资源需求进行评估，推出了一些评估系统，其中一种是对病情严重程度进行评估的急性生理和慢性健康评估系统（acute physiology and chronic health evaluation, APACHE），在临床上得到广泛应用，到了 1985 年，将其修改后成为 APACHE-Ⅱ评分。现对 APACHE-Ⅱ评分进行简单介绍。

APACHE-Ⅱ评分项目分为三项：①急性生理评分项（acute physiology score, APS）。根据患者生命体征变化范围、血液气体分析、血清电解质和血常规等共 12 个项目的变化范围，给予不同的分值 1～4 分，正常为 0 分，此外，Glasgow 昏迷评分（Glasgow coma scale, GCS）也被列入该项计分。APS 应选择入科后第一个 24 h 内最差的数值。②年龄评分项。从 44 岁以下到 75 岁以上共分 5 个年龄段，分值随着年龄的上升而增加，最高为 6 分。③慢性健康评分项。对五种器官慢性功能不全按照标准给予不同评分，对不能承受手术或行急诊手术的给 5 分，行选择性手术的加 2 分。将上述三项相加，即得该患者的 APACHE-Ⅱ评分。

APACHE-Ⅱ评分系统能较可靠地预测病情严重性和群体病员死亡风险率，APACHE-Ⅱ分值越高，则病情越重，死亡风险越高。

另一评分系统即治疗干预评分系统（therapeutic intervention scoring system, TISS）也常被提及，该系统原来是用来评估患者所需的治疗手段，从而间接评估患者病情严重程度的评分系统，但现在已经演化为一种衡量工作人员工作负荷以及指导人力资源配备的评估方法。其主要内容是将监护室内的 76 项工作根据其操作的复杂性和劳动负荷强度，分别记录为 1～4 点，计算出每个患者的点数后，即可算出整个病房内的总点数。而根据测算，一个训练有素的护士在 8 h 班次内的满负荷工作量为 50 点，由此可计算出一个班次该危重病房内需要多少护理人员，并进而推算出该危重病房需要配备多少护理人员。

此外，一些特殊的疾病，有针对该疾病的评分系统，如帮助判断急性重症胰腺炎严重程度的 Ranson 评分、评价肝硬化的 Child 分类法等，在此不一一赘述。

第二节　常用监测方法

对患者实施有效、全面的监测，并根据监测结果实施有效的治疗和调整治疗方案，是监护室工作的主要内容。对不同的疾病和不同的器官功能障碍，有不同的监测内容。对同一器官或系统的监测，亦应根据其病变的严重性选择由简而繁的监测方法；另外，并非所有监测工作的完成都须由监护室承担，相关的医技科室如检验科、放射科、超声诊断科等也在其中承担了相当的工作。危重患者的监测方法简单介绍如下。

一、循环功能监测

循环功能监测主要包括心率、心律、血压、心电图、中心静脉压和心功能监测等。

（一）心率和心律监测

心率和心律监测是循环系统最基本的监测。心率的快慢受多种因素影响，除了心脏本身病变外，心率加快通常表明患者存在血容量不足或过多、体温增高、疼痛不适、电解质紊乱等。而心率减慢可以是体温降低、颅内压增高、内分泌功能下降如甲状腺功能减退所致。无论心率加快或减慢，其诊断疾病的特异性均较差，需结合患者其他情况综合考虑。心律的变化则常需通过连续监测心电图（electrocardiogram，ECG）加以确定，目前常用的监护系统都是以模拟心电图Ⅱ导联为主，故对一般心律失常较为敏感，而对心肌缺血性改变则相对不敏感。

（二）血压监测

血压监测也是常规监测内容之一。由于危重患者和术后早期患者的血压波动较大，因此应定期对血压加以监测，其监测间隔视患者具体情况而定。血压的监测分为无创和有创血压监测。前者可以通过袖套测压法和自动化间断测压法实现，是目前临床采用最多的方法；而有创血压测量则是将导管放置于动脉中（通常是桡动脉，也可用足背动脉、股动脉或者肱动脉），导管尾部连接冲洗装置和压力换能器，前者是以含肝素生理盐水间断冲洗导管从而保持导管通畅，压力换能器则将动脉血流冲击导管产生的压力转化为势能并以图像和数值的形式显示于监护仪器上，从而使医护人员可以连续观察其动态变化。对血压监测的数值进行判读时应注意：①应该结合患者的其他生命体征如心率、中心静脉压等加以判读；②应了解并结合其基础血压加以判读；③正常四肢血压有所差别。一般而言，两上肢血压差别可以在 20 mmHg 以内，而上下肢血压的差别也在 20 mmHg 左右，如四肢血压差别过大，则应注意患者有无大动脉方面的疾病。

（三）心电图动态监测

心电图动态监测可以及时发现患者心率和心律的变化，帮助判断心律失常患者对药物治疗的反应，使快速用药治疗心律失常更安全。目前临床使用的心电监护系统大多可以对心律失常进行分析，对一定时间段内的心电监护资料保存储藏，必要时可取出回顾。如前所述，目前常用的监护系统都是以模拟心电图Ⅱ导联为主，对一般心律失常较为敏感，而对心肌缺血性改变则相对不敏感。因此对有其他心脏异常情况者，如心肌缺血、心肌梗死、心房和心室肥厚、洋地黄药物毒性等的诊断，则有赖于完全导联的心电图检查。

（四）中心静脉压监测

中心静脉压（central venous pressure，CVP）是测定位于胸腔内的上、下腔静脉或右心房内的压力，是衡量右心对回心血量排出的能力，是评估血容量、右心前负荷及右心功能的重要指标。但它不能反映左心功能和整个循环功能状态，临床上主要用于指导休克、脱水、失血、血容量不足等危重患者的液体复苏抢救。其正常值通常认为在 $6 \sim 12$ cmH$_2$O。由于 CVP 的测定受多种因素的影响，治疗措施如机械通气、疾病引起的胸腹腔压力增高、患者既往有三尖瓣反流性疾病等均可对测得值产生影响，因此，CVP 对治疗的反应，即其变化值较之绝对值更有意义。所谓输液试验，就是在较短时间内，向患者体内快速输入一定量液体，了解输入前后中心静脉压的变化值。若中心静脉压快速上升，则可以判断患者容量负荷已经过多。若中心静脉压上升不明显，且心率有下降趋势，则说明患者存在容量负荷不够，可以继续快速输液。

中心静脉压的监测通常选择在左、右颈内静脉或者锁骨下静脉穿刺置管后进行，而以右颈内静脉最常选择。因股静脉压力受腹腔压力影响大，所以一般不用于监测中心静脉压。待患者生命体征稳定后，应及时撤除中心静脉压监测。导管保留时间较长或在导管中输注其他药物，如静脉营养、血制品、各种抗生素等，容易发生导管相关血源性感染，应予高度关注。

(五) 漂浮导管监测心功能

漂浮导管是一种特殊结构的导管，其内含多个管腔，头端有小气囊及温度感受器，不同的管腔可以抽取不同部位的血液和测定导管头端的压力，小气囊充气后有利于导管头端随血流漂入肺动脉，温度感受器则在以热稀释法行心输出量测定时感受导管远端的温度变化。漂浮导管测定心输出量的工作原理，就是当导管头端放入肺动脉后，气囊充气，向导管内注入已知容积、已知温度的冰冷生理盐水，随血液稀释而使血液温度轻微降低，并由温度感受器探得，并据此由仪器算出该次右心室心输出量。此外，漂浮导管可测定肺毛细血管楔压，从而间接了解患者左心功能；还可抽取右心房血液，测定混合静脉血氧饱和度，了解患者的氧耗量。这些对病情的判断有着重要的指导意义。

漂浮导管虽然作用很多，但是漂浮导管的放置是有创操作，具有引起穿刺损伤、导致心律失常、容易出现血源性感染等缺点，因此临床使用应严格掌握其适应证。

(六) 脉搏指示连续心排血量监测仪

脉搏指示连续心排血量 (pulse index continuous cardiac output, PiCCO) 监测仪是德国 PULSION 公司推出的容量监测仪。其所采用的方法结合了经肺温度稀释技术和动脉脉搏波型曲线下面积分析技术。该监测仪采用热稀释方法测量单次的心输出量 (cardiac output, CO)，并通过分析动脉压力波型曲线下面积来获得连续的心输出量 (pulse continuous cardiac output, PCCO)。同时，可计算胸内血容量 (intrathoracic blood volume, ITBV) 和血管外肺水 (extra vascular lung water, EVLW)。ITBV 已被许多学者证明是一项可重复、敏感，且比肺动脉阻塞压 (pulmonary artery obstruction pressure, PAOP)、右心室舒张末期压 (right ventricular end-diastolic volume, RVEDV)、CVP 更能准确反映心脏前负荷的指标。它具有以下一些优点：损伤更小，只需利用一条中心静脉导管和一条动脉通路，不需要使用右心导管，更适合儿科患者；各类参数结果可直观应用于临床，不需要加以解释；监测每次心搏出量，治疗更及时；导管放置过程更简便，不需要做胸部 X 射线定位；不再难以确定血管容积基线，较 X 射线胸片更能判断是否存在肺水肿。

二、呼吸功能监测

(一) 最简单、最实用的监测

对患者的呼吸功能最简单、最实用的监测是望、触、叩、听，一个有经验的医师可以通过这些检查发现各种病情变化：①望诊可以了解患者的呼吸频率、呼吸形态，有无呼吸辅助肌动员，有无大汗淋漓等呼吸疲劳情况，有无口唇发绀等；②触诊可以协助了解患者气管是否居中、双侧触觉语颤是否对称、有无皮下捻发音等；③叩诊有助于了解患者有无气胸、胸腔积液等；④对肺部的听诊可以了解患者肺部各种呼吸音和各种干、湿啰音情况。

（二）肺容量和动态肺容量监测

肺容量监测包括：①潮气量，平静呼吸时每次吸入或呼出的气量，成人约 500 mL；②功能残气量，男性为 2 300 mL，女性为 1 600 mL；③肺活量。动态肺活量主要监测下列参数：①分钟通气量，是潮气量与呼吸频率的乘积。正常值为 6～8 L/min，过大和过低表示通气过度和通气不足，前者以动脉血二氧化碳分压（$PaCO_2$）降低为标志，后者以 $PaCO_2$ 升高为标志。②用力肺活量（forced vital capacity，FVC），指以最快的速度进行呼气的肺活量。在正常人，其值与肺活量相接近，男性为 3 900 mL，女性为 2 700 mL。存在阻塞性病变时，该值减小。③用力肺活量占预计值的百分比及第 1 秒用力呼气量。第 1 秒用力呼气量（FEV 1.0）在男性为 3 200 mL，在女性为 2 300 mL，FEV 1.0 至少要大于 1 200 mL，否则说明有阻塞性病变。④第 1 秒最大呼出率（FEV 1.0%）。在用力肺活量曲线上可计算出第 1 秒、第 2 秒、第 3 秒时所呼出的气量及其占用力肺活量的百分比，正常值分别为 83%、96%、99%，该值减小说明气道阻塞或者有阻塞性病变。⑤最大分钟通气量（maximum ventilatory volume，MVV），指在限定时间内（如 15 s）做最大最快的呼吸，据此换算出 1 min 内的呼气、吸气量。MVV 受心肺功能、年龄、体力等综合因素影响，男性为（104±2.7）L/min，女性为（82.5±2.2）L/min。⑥通气储备（%）。其计算公式为：通气储备（%）=（最大通气量−静息通气量）/100。其正常值不低于 93%；若低于 86% 则提示通气储备不佳，须慎重考虑是否行胸部手术；若在 60%～70% 或 60% 以下时禁忌行手术治疗。

（三）弥散功能监测

肺泡气与肺泡毛细血管中血液之间进行气体交换是一个物理弥散过程。气体弥散的速度取决于肺泡毛细血管膜两侧的气体分压差、肺泡膜面积与厚度以及气体的弥散能力。弥散能力又与气体的分子量和溶解度相关。此外，气体弥散量还取决于血液与肺泡接触的时间。肺的弥散能力系指气体在单位时间与单位压力差条件下所能转移的量。临床上多应用一氧化碳（CO）进行肺一氧化碳弥散量（diffusion capacity of carbon monoxide of lung，$D_L CO$）测定。

（四）生理无效腔分数（VD/VT）监测

VD/VT 是生理无效腔和潮气量之比，主要反映肺泡有效通气量，正常值为 20%～40%。可用 Bohr 公式计算：$VD/VT =（PaCO_2-PECO_2）/PaCO_2$。其中，$PECO_2$ 为混合呼出气的二氧化碳分压，VD/VT 增大见于各种原因引起的肺血管床减少、肺血流减少或肺血管栓塞。

三、血液气体分析

血液气体分析包括常规动脉血气分析、组织氧合功能监测、气体交换效率的监测、经皮血氧饱和度监测等。近年来，对呼出气二氧化碳分压的监测也在临床上越来越普遍开展。

20世纪70年代以来，我国逐步开展常规动脉血气分析，对临床上判断危重患者的呼吸功能和酸碱失衡类型以及指导治疗、判断预后起了非常积极的作用。常规动脉血气分析的主要参数如pH、PaO_2、$PaCO_2$、HCO_3^-、标准碱剩余（standard base excess，SBE）等在判断病情中均有相当重要的意义。

动脉血氧分压（PaO_2）是指物理溶解状态的氧所产生的压力，青壮年的PaO_2正常值为90～100 mmHg，随着年龄的增加氧分压逐渐下降，老年人的$PaO_2>70$ mmHg仍属正常。推算正常值的公式如下：卧位$PaO_2=103.5-0.42×$年龄；坐位$PaO_2=104.2-0.27×$年龄。氧气从肺泡弥散到肺泡毛细血管，并被血流携带到左心和动脉系统。其弥散依靠浓度梯度差，故肺泡毛细血管内PaO_2比肺泡内低。其差值$P_{(A-a)}DO_2$反映了弥散、通气/血流比例、静脉动脉分流的综合影响，正常人呼吸空气时$P_{(A-a)}DO_2$为5～15 mmHg，当呼吸肌疲劳肺泡通气减少、肺部病变广泛换气功能变差时其值可明显增加。

二氧化碳分压（$PaCO_2$）是血液中溶解状态的CO_2所占的压力。组织代谢产生的CO_2由静脉血携带到右心，然后通过肺血管进入肺泡，随呼气排出体外。鉴于CO_2的高脂溶性，肺泡气和动脉血中CO_2的差值可以忽略不计，因此$PaCO_2$即可直接反映肺泡中的二氧化碳浓度，正常人平静呼吸时$PaCO_2$在35～45 mmHg，过低为过度通气，过高则为通气不足。

综合动脉血PaO_2和$PaCO_2$，可以协助临床判断患者呼吸衰竭及类型：Ⅰ型呼吸衰竭，位于海平面水平平静呼吸空气的条件下，$PaCO_2$正常或下降、$PaO_2<60$ mmHg。Ⅱ型呼吸衰竭，位于海平面水平平静呼吸空气的条件下，$PaCO_2>50$ mmHg、$PaO_2<60$ mmHg。

血氧饱和度（oxygen saturation，SaO_2）是指血红蛋白（hemoglobin，Hb）与氧结合的程度，即氧合血红蛋白占总血红蛋白的百分比，正常值为95%～98%。SaO_2和PaO_2存在着一定的关联，在一定范围内，当PaO_2增高时，SaO_2也随之增高，但是当PaO_2达到150 mmHg时，SaO_2达100%，亦即达到饱和。SaO_2和PaO_2的关系可以用曲线方式表达，该曲线称为氧离曲线。该曲线呈"S"形，起始部位较陡直，表示PaO_2稍有变化，血氧饱和度就有显著变化；中间平坦部分斜行接近线性，表示PaO_2的变化和SaO_2的变化相一致；再往上为接近水平上行，表明PaO_2在这个范围内的变化对血氧饱和度的影响不大。

氧离曲线会受到一些因素的干扰而发生位移，比如，当$PaCO_2$、pH或体温升高时，氧离曲线发生右移，表明上述因素可以使机体在同样的氧分压下氧饱和度降低，其意义在于血液在组织中释放更多的氧；同样，当$PaCO_2$、pH、体温降低时，氧离曲线左移，红细胞可以在肺循环时结合更多的氧。

实际碳酸氢盐（actual bicarbonate，AB）是指在实际$PaCO_2$和SaO_2下人体血浆中所含的HCO_3^-的量，正常值为22～27 mmo/L。AB受呼吸和代谢双重影响，代谢性因素可导致血液中 AB 变化，呼吸因素同样也会影响 AB 值，因为当患者出现 CO_2 蓄积时，CO_2 可迅速进入红细胞，在碳酸酐酶作用下与水结合形成 H_2CO_3，后者再解离出 H^+ 和 HCO_3^-，HCO_3^- 由红细胞内转移到血浆内，从而影响血浆中的碳酸氢盐含量。

标准碳酸氢盐（standard bicarbonate, SB）是指在标准条件下（37 ℃、Hb 充分氧合、$PaCO_2$ 为 40 mmHg）测定血浆中 HCO_3^- 的含量，由于排除了呼吸的因素，它是一个纯粹代谢性酸碱平衡的指标。其正常值与 AB 相同。

HCO_3^- 是人体内最重要的缓冲碱，当体内固定酸过多时，可通过 HCO_3^- 缓冲使 pH 保持正常范围，而 HCO_3^- 含量减少，因此 HCO_3^- 又是代谢性酸碱平衡的一个重要指标。另外血浆中 HCO_3^- 的含量受肾脏调节。

标准碱剩余（SBE）是指在 37 ℃、Hb 充分氧合、$PaCO_2$ 为 40 mmHg 的条件下，将 1 L 全血的 pH 滴定至 7.40 所需的酸或碱的量。以酸滴定表示碱剩余，用正值表示；以碱滴定表示酸剩余，用负值表示。由于除外了呼吸的影响，SBE 被认为是反映代谢性酸碱平衡的指标，而且比 SB 更确切。其正常值为 ±3 mEq/L。临床上可用于指导补充碱的量。

实际碱剩余（actual base excess, ABE）是指将 1 L 全血的 pH 滴定到 7.40 所需的酸或碱的量，反映血液中酸碱物质总的缓冲能力。

pH 正常值为 7.35～7.45，pH<7.35 为酸中毒，pH>7.45 为碱中毒。其受到呼吸和代谢双重因素的影响，且呼吸因素（$PaCO_2$）和代谢因素（HCO_3^-）相互影响协调，以维持 pH 在正常范围。

阴离子间隙（anion gap, AG），在人体内除了 HCO_3^- 外，还有诸多其他阴离子如乳酸根、丙酮酸根、磷酸根及硫酸根等，这些阴离子多不是临床常规测定的内容，但当其在体内堆积时，必定要取代 HCO_3^-，使其浓度下降，由这些阴离子所引起的酸中毒称之为高 AG 酸中毒。

四、肾功能监测

（一）肾小球滤过功能测定

（1）肾小球滤过率（glomerular filtration rate, GFR）测定：单位时间内从肾小球滤过的血浆量为 GFR。GFR 是通过肾清除率试验测定的。清除率是指肾在单位时间内清除血浆中某一物质的能力。临床上常用内生肌酐清除率。正常值为 80～120 mL/min，女性较男性略低。

（2）血尿素氮（blood urea nitrogen, BUN）测定：血中 BUN 的测定虽可反映肾小球的滤过功能，但肾小球的滤过功能必须下降到正常的 1/2 以上时 BUN 才会升高。故 BUN 的测定并非反映肾小球滤过功能的敏感指标。BUN 的正常值为 29～75 mmol/L。

（3）血肌酐（creatinine, Cr）测定：血肌酐的测定是临床监测肾功能的有效方法。当肾小球滤过功能下降时，血肌酐即可上升。但只有当 GFR 下降到正常人的 1/3 时，血肌酐才明显上升。血肌酐正常值小于 133 μmol/L。

（二）肾血流量测定

肾血流量是指单位时间内流经肾的血浆量。测定肾血流量的方法很多，但在临床上很少应用。

（三）肾小管功能测定

肾小管功能包括近端肾小管功能和远端肾小管功能。测定的方法有很多，其中最简单的是通过测定尿比重方法反映远端肾小管浓缩尿的能力。目前常用一昼夜每 3 h 一次比重测定法，若一次尿比重达 1.020 以上，最低与最高比重之差大于 0.008～0.009，则表示肾小管功能基本正常。本法虽然简单，但受很多因素影响，包括饮食、营养、肾血流量（尤其髓质血流量）及内分泌因素等。尿的稀释试验需短时间内大量饮水，可引起不良反应，且又受肾外因素影响，故反映远端肾小管功能不敏感，临床上极少采用。

五、肝功能测定

肝功能复杂，而且具有很强的代偿能力。但对于有严重肝疾病的患者，手术后的并发症和死亡率均远高于肝功能正常实施同类手术的患者，行肝手术时，情况则更严重。围术期监测肝病患者的肝功能对术前准备、肝保护和麻醉方式的选择都有重要价值。肝功能检查的内容和指标很多，但多数指标的特异性和敏感性不强，一般不宜以单一检查项目来评估肝功能。肝功能监测通常包括以下几种：

（一）蛋白质代谢试验

蛋白质代谢试验主要测定血清白蛋白和各种球蛋白含量，以及前白蛋白、转铁蛋白等，转铁蛋白由于半衰期短，可以有效及时反映肝的合成功能，故临床意义较大。

（二）蛋白质代谢产物的测定

蛋白质代谢产物的测定包括血氨和血浆游离氨基酸的测定，前者可用于估计肝损害程度和评价预后。

（三）凝血因子测定和有关凝血的试验

参与血液凝固和纤溶过程的多数因子均由肝合成。对这些因子的测定和相关的凝血试验，对于判断肝合成功能具有重要意义，且有利于判断肝细胞损害的程度。凝血因子的测定指标包括：①维生素 K 依赖性因子（Ⅱ、Ⅶ、Ⅸ、Ⅹ）；②接触激活系统因子；③纤维蛋白原、纤溶酶原。凝血试验则包括凝血酶原时间（prothrombin time，PT）、部分凝血活酶时间（activated partial thromboplastin time，APTT）和凝血酶时间（thrombin time，TT）等。

（四）肝实质损害的"标记"试验

转氨酶及其同工酶，如谷丙转氨酶（alanine aminotransferase，ALT）、谷草转氨酶（aspartate aminotransferase，AST）、乳酸脱氢酶常用于肝实质损害的"标记"试验。

（五）胆红素代谢试验

血清总胆红素的正常值为 3.4～18.8 μmol/L。其临床意义为：了解临床上有无黄疸、黄疸的深度及演变过程；反映肝细胞损害的程度和判断预后；判断疗效和指导治疗。胆红素在体内的每日生成量低于 50 mg；而肝处理胆红素的储备能力强大，正常情况下每日可处理 1 500 mg，因此血清胆红素不是肝功能的敏感试验。

六、脑功能监测

利用一系列脑功能监测仪器监测脑功能是现代神经外科不可缺少的组成部分，对确定诊断、决策处理、判断预后都至关重要。临床常用的脑功能监测方法主要包括脑电图、诱发电位、经颅多普勒超声和颅内压测定等。

（一）颅内压监测

（1）适应证：①重症头部创伤者，监测颅内压以判断脑受压、出血或水肿情况；②大的颅脑手术后，监测颅内压以判断脑水肿情况；③重症颅脑损伤行机械通气患者，尤其是使用呼气终末正压者。

（2）监测方法：①脑室内测压。经颅骨钻孔，将硅胶导管插入侧脑室，然后连接换能器，再接上监护仪，零点放在颅底或外耳道平面。②硬膜外或硬膜下测压。将导管放入硬膜外或硬膜下，外接换能器测压。硬膜下监测颅内压长期应用易出现感染。③腰部蛛网膜下腔测压，即腰穿测压。此法操作简单，但有一定危险性，颅内高压时不能应用，且易受体位影响。④纤维光导颅内压监测。颅骨钻孔后，将传感器探头以水平位插入 2 cm，放入硬脑膜外。此法操作简单，读数可靠，又可连续监测，且不易感染。

（3）影响颅内压的因素：①$PaCO_2$。$PaCO_2$ 通过对脑血流的变化影响颅内压，而 $PaCO_2$ 对脑血流的影响取决于脑组织细胞外液 pH 的改变。当 $PaCO_2$ 在 20～60 mmHg 范围内急骤变化时，脑血流的改变十分敏感，与之呈线性关系，同时伴随着脑血容量和颅内压的变化。当 $PaCO_2$ 超过 60 mmHg 时，脑血管不再扩张，因为已达最大限度；当 $PaCO_2$ 低于 20 mmHg 时，脑组织缺血和代谢产物蓄积将限制这一反应。②PaO_2。PaO_2 在 60～135 mmHg 范围内变动时，脑血流和颅内压不变。当 PaO_2 低于 50 mmHg 时，颅内压的升高与脑血流量的增加相平行，PaO_2 增高时，脑血流及脑血流均下降。如缺氧合并 $PaCO_2$ 升高，则直接损伤血-脑屏障，导致脑水肿，颅内压往往持续增高。③动脉血压。正常人平均动脉压在 60～150 mmHg 范围内波动，脑血流依靠自身调节机制而保持不变。超出这一限度，颅内压将随血压的升高或降低而呈平行性改变。④中心静脉压。中心静脉和颅内压通过颈静脉、椎静脉和胸椎硬膜外静脉逆行传递压力，提高脑静脉压，从而升高颅内压。

（二）脑电监测

脑电图的波形很不规则，表现为频率、振幅和时间变化。正常人的脑电图包括 α 波、β 波和少量 θ 波。α 波主要见于枕部，β 波主要见于额、中央部，少量的 θ 波可见于枕、颞或正中线的中央部，低电位的 δ 波偶见于额部。脑电图的高灵敏性极易受外来因素干扰，故很难在临床上普遍应用。机体的氧供情况、个体差异、血 CO_2 水平、脑血流改变、血糖变化、基础代谢、电解质、体温及麻醉深度均是影响脑电图的因素。

（1）适应证：①颅脑疾病，如颅脑肿瘤、脑血管疾病、颅脑损伤、中毒性脑病、缺氧性脑病及意识障碍；②术中拟阻断脑循环，如颈动脉体瘤手术、主动脉弓替换手术及深低温需停循环的心内手术等；③心肺脑复苏后判断脑缺氧及预后；④定量化麻醉术中用以判断麻醉深度。

（2）监测方法：①用常规脑电图（electroencephalogram，EEG）描记监测。②自动处理的脑电活动监测及脑功能监测（cerebral function monitor，CFM），能综合分析 EEG的频率和振幅，通过脑电活动强度监测脑功能，以判断脑缺血及麻醉深度；脑功能分析（cerebral function analysing monitor，CFAM），用单极导联，不经过滤波装置，记录脑电活动和频率的波，以及脑电活动在总电活动中所占比例；EEG 周期分析，是以观察 EEG 频率为主的分析方法。③定量脑电图（quantitive electroencephalography，qEEG）监测，是利用计算机进行脑电图的定量化分析。计算机能高速采集和处理大量信息，使 EEG 的监测在信息、数量及精度上有了突飞猛进的发展。qEEG 监测技术包括压缩谱阵（compressed spectral array，CSA）、致密谱阵（dynamic spectral array，DSA）、边缘频率（spectral edge frequency，SEF）、脑电双频指数（bispectral index，BIS）等。

（三）脑诱发电位

脑诱发电位（evoked potential，EP）是感觉神经末梢受刺激后沿神经纤维传导至大脑皮质产生的一系列不断组合、传递的电位变化，采用叠加方法从自发脑电和肌电背景中提取放大后描记而成。按不同分类标准，可将 EP 分为不同类型。按感觉刺激模式和传导路径，临床常用的 EP 为躯体感觉诱发电位（somatosensory evoked potential，SEP）、听觉诱发电位（auditory evoked potential，AEP）、视觉诱发电位（visual evoked potential，VEP）。EP 的适应证：①监测脑损伤，如因听神经瘤切除而损伤的听神经，EP 监测可及时发现这些损伤；②监测脑缺氧发生，如在颈动脉剥脱术中，监测皮质起源的 EP 不但能发现脑灌注不足，而且能及时发现继发低血压的脑缺氧；③监测脊髓功能，应用最广泛，常用于脊髓或脊柱侧弯矫正手术，以防止发生神经损伤。

（四）脑血流监测

脑是对缺血缺氧最敏感的器官。正常情况下，机体通过脑血流向脑组织输送氧和养料，以满足脑组织的高代谢，任何使动脉血氧含量和脑血流量减少的原因，均可导致脑缺氧的发生。因此，监测脑血流有重要的临床意义。监测方法：①经颅多普勒超声（transcranial Doppler，TCD）技术；②同位素清除法；③阻抗法，利用阻抗血流图监测；④近红外线光谱法；⑤动静脉氧差法；⑥N_2O 法及激光多普勒法。脑血流监测的适应证：①颅内手术及控制性降压；②需暂时阻断颈内动脉血流的手术；③体外循环转流期间；④有脑栓塞或可能发生脑栓塞患者的手术；⑤脑血管疾病和手术后监测。

（五）脑氧饱和度监测

虽然颅内压、脑电图、脑血流的监测可间接反映脑的情况，但更为直接反映脑氧供需平衡的是脑氧饱和度测定。监测方法：①颈静脉血氧饱和度监测，反映全脑氧饱和度；②脑血氧饱和度监测，利用血红蛋白对可见近红外光有特殊吸收光谱的特性进行血氧饱和度监测，反映局部脑组织的氧供需平衡。脑氧饱和度监测的适应证：①脑缺血缺氧监测；②血管手术及深低温停循环时的监测；③全身麻醉期间的监测；④监测脑保护和脑损伤的治疗。

第三节 外科重症常用治疗方法

一些治疗方法如机械通气、镇静镇痛、营养支持、抗感染等经常用于危重患者，且为多种外科危重症治疗过程中所共用，在此做一介绍。

一、重症患者的呼吸支持

随着老年患者的增加，伴有各种基础疾病的手术患者也相应增加；而医疗技术的进步，使得各种高难度手术也越来越多地在临床开展，因此，术后需要机械通气支持的患者不断增加。机械通气在外科领域通常用于以下情况。

（一）围术期的呼吸支持

较大手术后，患者机体处于应激状态，其自主呼吸常不足以维持生理需要，需要机械通气的辅助支持。手术创伤本身可导致患者呼吸功能受损，例如：剖胸手术后胸廓的稳定性受到破坏，伤口疼痛；腹部手术后膈肌顺应性受到影响，一些腹部手术时间长、创伤大、出血多，伴有较长时间低血压；全身麻醉药使用量大，其影响短时间内难以消除；术中大量输液导致肺间质水肿产生低氧血症等。一些特殊的手术均须在术后早期使用机械通气，例如：嗜铬细胞瘤术后，患者循环不稳定、血压较低而需要较大剂量升压药维持；高位脊柱手术后，防范术后早期脊髓水肿或椎管内出血压迫脊髓产生呼吸抑制；特殊部位的颅脑手术后容易产生各种功能紊乱而影响生命体征等。术前存在较严重呼吸功能不全者，术后更需呼吸支持。

术后早期行呼吸支持的意义在于：合理的机械通气可以减少患者自身的呼吸做功、保持肺泡开放、有效湿化气道、利于排痰，可争取时间积极纠正患者因手术而引起的各种机体内环境紊乱，如严重贫血、低蛋白血症、肠胀气等，从而避免已存在的慢性呼吸功能不全发展成急性呼吸功能不全。

心脏手术后，不少患者需要机械通气辅助支持一段时间，其原因是：心脏手术常在低温和体外循环下进行，对患者生理干扰较大；一些患者术前已经存在较严重的肺动脉高压。体外循环破坏红细胞所产生的碎片阻塞于肺循环，可导致术后出现低氧血症。心脏手术术中大量使用麻醉性镇痛药使术中循环稳定，但对患者术后自主呼吸有抑制作用；术后患者缺氧极易出现肺动脉收缩和严重心律失常，因此心脏手术后早期对患者使用机械通气较为普遍。

（二）择期手术后的呼吸支持

当患者在恢复期对肺功能保护不力，或者在手术恢复期产生的各种手术并发症累及呼吸功能时，需要呼吸支持。大手术后患者因体质虚弱卧床，不能有效咳嗽咳痰，以及顾虑伤口疼痛不敢咳嗽咳痰和深呼吸，可使呼吸功能减弱。早期不能进食或肠道功能不能恢复导致腹部胀气甚至反流误吸，术后谵妄及治疗谵妄用药的抑制作用，均可使术后肺泡通气出现障碍和发生肺部感染，使肺功能受损，此时自主呼吸难以维持气体交换需要，而需用呼吸机作辅助通气。

此外，外科手术后产生的一些严重并发症，如各种消化道瘘，既妨碍患者正常进食，延迟体力恢复，又造成大量消化液丢失，导致水、电解质失衡和严重营养不良，更可产生严重胸、腹腔感染进而导致呼吸循环功能障碍。另有一些外科疾病，如急性重症胰腺炎，起病凶险，早期容易并发急性呼吸窘迫综合征（acute respiratory distress syndrome，ARDS）。合适的呼吸机治疗就成为治疗该类疾病的主要手段之一。

（三）急症外科术后的呼吸支持

外科急症患者存在以下特点：术前允许准备的时间短、术前检查资料缺乏，不能提供给医师较多的信息；有效循环容量不足，水、电解质失衡，高血压、心功能不全、呼吸功能减退未得到正确评估和有效治疗。且上述情况常可出现于同一患者，在不能全面掌握和无法有效控制患者病情的情况下，麻醉的选择多采用全身麻醉以确保术中安全，术毕则放置于监护室进行通气治疗。

复合创伤的患者，常合并有颅脑损伤导致意识障碍，从而对自身气道的保护能力减退甚至消失。胸部创伤的患者则常合并有多处肋骨骨折、血气胸、肺挫伤甚至高位截瘫，这些创伤均可对呼吸功能产生重大影响，都需要早期呼吸支持以助患者度过危重期。

机械通气在外科疾病患者中的实施包括建立有效、可靠的通气途径，选择合适的呼吸模式和呼吸参数。通气途径包括气管插管途径、气管切开途径和无创机械通气途径。其中经口腔气管插管因操作简单和损伤小而使用最多，由手术室转至监护室的患者多采用此途径。对大多数择期手术患者和急症手术患者而言，估计机械通气时间较短均可加以沿用而不需要更改。但清醒患者对口腔气管插管难以耐受、口腔不能闭合容易导致口腔干燥和细菌感染、痰液吸引相对困难、导管容易被痰痂堵住等是其缺点。对一些病程长、机械通气时间长的患者，可选择气管切开。气管切开有下列优点：气道分泌物吸除相对容易，若出现痰痂堵塞气道，更换导管相对安全；患者口腔可以自由闭合，利于口腔护理，训练得当，可以自由进食；脱机过程相对平顺。但气管切开也存在着一些并发症，如局部出血、导管滑脱、气胸、气管食管瘘等。无创通气途径建立相对简单，但其管理并不比有创机械通气简单。

相对而言，大多数患者的呼吸机在短时间内可以撤除，故在早期以含呼吸节律和潮气量等参数控制成分较多的同步间歇指令通气模式（synchronized intermittent mandatory ventilation，SIMV）使用较多，此后则采用辅助成分较多的持续正压通气模式（continuous positive airway pressure，CPAP），直至脱机拔管。对一些术后出现各种呼吸系统并发症的患者，则根据其肺部并发症的种类选用相应的模式和参数加以治疗。

若患者术后生命体征渐趋稳定，出血、引流量明显减少，血管活性药物使用量减少，患者肌力、意识恢复，在自主呼吸恢复、停止机械通气后复测血气分析指标在可接受的范围时，即可拔除气管导管，并继续给予氧疗。

（四）外科领域使用机械通气的一些相关问题

机械通气是治疗呼吸功能不全的重要手段，也是改善患者全身状况的重要组成部分。但机械通气不是孤立的，其成功与否在很大程度上取决于其他相关疾病的治疗。因此，在施行机械通气的同时，应积极治疗原发疾病，方可缩短机械通气时间，有效脱机。

在施行机械通气的同时，还应注意积极调整机体内环境，纠正水、电解质紊乱和酸碱失衡，纠正低血容量和低蛋白血症，维持血压在正常范围，注意改善肾功能等，为成功脱机积极创造条件。

对长期机械通气患者，应密切关注患者的营养问题，行各种检测以了解患者的营养状况，建立营养途径尤其是肠内营养途径，尽早开始肠内营养并视情况逐渐加量。

二、镇静、镇痛在危重患者中的使用

监护室中的患者多病情危重，或目睹其他患者被抢救的画面，常处于焦虑不安状态，或情绪低落，或精神亢奋，严重者可影响治疗措施的实施。客观上，患者常因治疗需要而保持各种被动体位，身上插着各种导管带来不适感和术后创口疼痛，均需要使用适当的镇静药和镇痛药予以缓解。

（一）镇静药在监护室中的使用

镇静药在监护室中的使用极其普遍，使用时应注意下述原则：

（1）用药前提：只有在患者完善止痛的基础上方可使用镇静药。在使用镇静药之前，应充分了解引起患者不适的原因，若为疼痛所致，必须先解除疼痛，否则，镇静药非但达不到镇静的目的，反而会进一步导致患者烦躁、不合作。

（2）药物对循环系统的抑制作用：一些镇静药本身对循环系统有抑制作用，有些镇静药对循环系统的影响较轻微。当患者烦躁不适时，患者的循环系统可处于应激状态，使用镇静药可消除这种循环系统的应激，导致血压下降，特别是当患者存在有效循环容量不足时，这种现象更明显。因此使用镇静药后血压下降，应首先想到患者的血容量不足而非仅考虑镇静药的循环抑制作用。

（3）药物的个体差异：镇静药的个体差异较大，年老体弱患者、循环不稳定患者、呼吸道不通畅而未建立有效人工通气道的患者、合并使用麻醉性镇痛药如吗啡的患者均对镇静药较敏感，剂量应适当减少或从小剂量开始使用，必要时追加剂量以达所需镇静强度。

常用的镇静药中，咪达唑仑的使用越来越普遍，该药既可肌内注射，也可静脉注射。但监护室中仍以静脉内单次注射和持续静脉维持为主。单次注射剂量通常为 0.1 mg/kg，视情况可再追加。持续静脉维持多在单次静脉注射基础上以每小时 $1\sim2$ μg/kg 的速度通过输注泵控制注入。由于停止注射咪达唑仑后脑电图的恢复需 1 h 以上，对于一些使用此药时间较长的患者，其药物蓄积作用比较明显，因此如需要在特定时间内让患者恢复清醒，应在较早时间就停止静脉输注。

丙泊酚起效极快，静脉注射 $0.5\sim1.0$ mg/kg 后几乎立即起效。患者视剂量不同而表现为安静、嗜睡、睡眠状态，但因该药作用消失极快，若要继续维持其药理作用，应以每分钟 $1.0\sim2.0$ μg/kg 持续静脉注射。与咪达唑仑比较，该药有起效快、过程平稳、镇静水平易于调节、停药后迅速清醒等优点，而使用相同疗程的咪达唑仑的患者，清醒所需时间明显延长，清醒质量也较差。

（二）麻醉性镇痛药在监护室中的使用

麻醉性镇痛药在以收治外科患者为主的监护室中使用非常频繁，但应掌握以下原则：

（1）用药前提：虽大多数患者的疼痛为手术后伤口疼痛，但对那些内脏疼痛性质不明的患者，在诊断明确之前不宜盲目使用止痛药，以免耽误对病情的正确判断。

（2）用药剂量：麻醉性镇痛药都有呼吸抑制作用，特别是单次静脉推注时更易发生，在未建立人工气道前，建议从小剂量开始使用，视情况追加剂量，使用时应给患者供氧。一般推荐吗啡单次静脉注射剂量为 3～5 mg，芬太尼为 0.05 mg。

（3）不宜用药者：颅脑外伤或颅脑手术后患者，大量使用麻醉性镇痛药后可使瞳孔发生改变而影响对病情演变的观察，因此不宜使用这类药物。

（4）纳洛酮的使用注意事项：一旦麻醉性镇痛药使用过量，可以用纳洛酮拮抗，但应注意纳洛酮的半衰期短，必要时需静脉维持；快速大量注射可有循环系统激动等不良反应。

对手术后伤口疼痛，如患者意识清醒，现多以患者自控镇痛泵控制给药来实现止痛，该泵以微电脑控制，设定负荷剂量（首次剂量）、背景剂量（持续注射剂量）和单次剂量，锁定单次剂量时间间隔和某一时段最大剂量。先给予负荷剂量，继以背景剂量持续给药，当患者仍感到疼痛时，可自行注以单次剂量，再次给予单次剂量需要一定的时间间隔。为保证安全，某一时段只允许给予所设定的最大剂量。以吗啡静脉止痛为例，负荷剂量为 3 mg，背景剂量为 0.6 mg，单次剂量为 2 mg，锁定单次剂量时间为 8 min，4 h 允许的最大剂量为 10 mg，不同病情者可将上述剂量予以增减。

三、危重患者的抗感染

危重患者往往存在各种感染，或者病情的发生发展本身是由感染所致，或者在治疗其他疾病过程中出现新的院内感染，因此发现和治疗感染是危重医学工作者面临的重大任务。

首先要积极寻找感染源，外科系统的感染通常包括：①与外科疾病或手术相关的感染，如消化道穿孔、胆道系统感染、腹腔脓肿、创口感染等。②肺部感染。因为患者通常卧床休息，咳嗽咳痰能力减弱；有患者由消化液的反流导致误吸，也有患者使用呼吸机进行机械通气的时间稍久，出现呼吸机相关感染。③深静脉导管感染并不少见，若无有效处理，可以产生严重全身性感染并导致严重后果。

治疗外科系统感染的有效方法之一便是去除感染源。首先，对各种外科问题进行相应的外科处理：手术治疗、有效冲洗或引流；鼓励患者咳嗽咳痰，尽早停止机械通气；对可疑感染的深静脉导管应及时去除或更换。其次，使用各种药物控制感染，其中抗生素的治疗是必不可少的。

在抗生素抗感染治疗中，应该注意以下事项：

（1）严格掌握抗生素使用指征，深入了解各种抗生素的药理作用和不良反应，最大限度避免其不良反应。

（2）了解本地区、本部门最常见感染的病原菌，用以指导在得到病原菌培养结果前的抗生素选用。对严重、致命性感染，应该早期选用广谱抗生素，并足量使用，同时采集标本进行病原菌培养，待培养和药敏试验结果出来后，再调整选用相应窄谱抗生素，避免二重感染出现。

（3）对于特殊人群如老年患者，肝肾功能不良患者，孕产妇、婴幼儿患者等，选用抗生素品种和剂量都应谨慎，必要时监测相关抗生素浓度来指导剂量调整。

（4）为求有效控制严重感染，最大范围覆盖可能的致病菌，并避免大剂量单一抗生素使用时的不良反应，同一患者可同时使用两种或两种以上抗生素。但仍应积极寻找感染灶和可能致病菌，使用针对性强的抗生素，且感染得到有效控制后及时停药。

（5）对于免疫功能低下的患者，若常规抗感染治疗效果不显著，应警惕一些特异性感染，如军团菌、病毒感染，支原体、衣原体感染，曲霉菌感染等。近年来，耐药的结核菌感染有增多趋势。

临床常用的治疗细菌感染的抗生素包括青霉素类、头孢类、大环内酯类、喹诺酮类、碳青霉烯类、糖肽类等，以及近年来使用日益普及的加酶抑制剂的抗生素。

四、连续血液净化技术在危重患者救治中的使用

连续血液净化技术（continuous blood purification，CBP）由连续肾脏替代治疗（continuous renal replacement theraphy，CRRT）技术演化而来，前者比后者适用范围更广。其原理是借助血流在体外机械循环过程中的物理运动方式，清除体内多余的水分和各种溶质。其主要清除方式有三种：①对流，借助动-静脉压力差或者体外泵的动力，驱使血液通过由高通透性膜制成的滤器，在跨膜压差作用下滤除水分和溶质。对中大分子物质的清除效果较好。②弥散，利用溶质从高浓度向低浓度弥散的原理，以达到膜两侧溶质浓度的平衡。水分、电解质和其他中小分子物质如尿素、肌酐等通过滤膜进入透析液，而透析液中的碳酸根等也可借助浓度差进入血液中，从而达到清除有害物质、补充需要物质的目的。③吸附，血液中有毒物质经体外循环后，被吸附到具有丰富表面积的物质上，达到清除的目的。

危重患者通常伴随着严重的炎症，有炎性介质的大量释放。同时，炎症反应可导致其多个器官功能产生障碍。已知炎症介质在全身炎症反应综合征（systemic inflammatory response syndrome，SIRS）和多器官功能障碍综合征（multiple organ dysfunction syndrome，MODS）的发病过程中起着重要作用，其中对肿瘤坏死因子 α（tumor necrosis factor α，TNF-α）、白细胞介素 6（interleukin 6，IL-6）、IL-8 研究较多，它们参与 SIRS 的最初启动。TNF-α 作为诱导 SIRS/MODS 的起始物质，其血浆含量与 MODS 的发生及严重度呈正相关。IL-6 可由 TNF-α 诱导产生并有增强 TNF 的作用，其水平反映了疾病的严重程度，对 SIRS 向 MODS 过渡的早期诊断有重要价值。IL-8 由内皮细胞产生，其表达及激活与 IL-6 相关，可诱导多核白细胞和淋巴细胞趋化，是 MODS 的危险性指标。

以上炎症介质并没有哪种起着唯一决定性作用，因此早期针对单一介质的治疗方法（如抗 TNF-α、抗 IL-1 等）效果常常欠佳。而 CBP 可有效清除各种中大分子物质（包括相当数量的炎症介质），阻断炎症级联反应，对转归产生有益的影响。

CBP 能够清除机体多余的水分，纠正电解质紊乱、严重的酸碱失平衡，清除血中肌酐以及炎症介质，因此临床上常用于危重患者的救治，尤其是伴有急性肾衰竭的危重患者救治。一些其他重症和疾病，使用 CBP 治疗也能获得较理想的疗效，如严重的脓毒血症、重症急性胰腺炎、急性呼吸窘迫综合征、挤压综合征及中毒等。

关于 CBP 的实施，通常是先选择合适的血管（如股静脉、锁骨下静脉、颈内静脉）行穿刺，置入四氟聚烯或聚氨酯材质的双腔导管。管路与血液滤器相连之后，由血液净化仪器驱动血液流动，视情况以肝素或低分子肝素抗凝。流动的血液与置换液发生溶质和水分的交换。在实施过程中，应注意血流动力学是否稳定、手术部位或穿刺部位有无出血、有无因热量丢失出现低体温和水电解质紊乱等情况。

五、体外循环膜肺支持疗法

体外循环膜肺支持疗法（extracorporeal membrane oxygenation，ECMO）是由行心内直视手术时采用的体外循环技术发展而来，用以终末期呼吸循环功能衰竭的替代治疗的一门技术。其基本原理是：将患者血液从体内引流到体外，经膜式氧合器（膜肺）氧合和排出二氧化碳后，再用泵将血液灌入体内。与普通体外循环不同的是，它可进行长时间的心肺支持，在治疗期间全身氧供和血流动力学仍保持相对稳定状态。患者自身心、肺得到充分休息，为后续治疗赢得宝贵时间。

作为危重患者救治的终极手段，ECMO 的出现得益于各种仪器、材料的改进，如驱动泵的小型化、具有表面涂抹肝素工艺的密闭式膜肺的诞生、用以建立循环回路的导管的改进以及插管技术的提高等。然而，其临床使用依然受限于使用技术的复杂性和费用的昂贵，以及成活率偏低等。ECMO 的实施往往需要一组医护人员，包括 ICU 医师、体外循环灌注师、心脏外科医师等，夜以继日的努力。目前，不同原发疾病所导致的终末期心肺功能衰竭的治疗成功率仍普遍较低，故难以在临床得到大范围的推广应用。

目前，ECMO 技术较多地用于新生儿、婴幼儿危重症抢救和成人各种重症呼吸、循环功能衰竭的抢救。其中，需要施行 ECMO 的婴幼儿疾病包括严重的肺部感染、吸入性肺炎、ARDS、暴发性心肌炎、心脏手术后出现重症心衰等。成人行 ECMO 的疾病除上述情形以外，尚有大面积心肌梗死导致急性心力衰竭、终末期心脏病等待心脏移植期间的循环支持等。

ECMO 的操作复杂，并发症也较多。患者方面的并发症主要包括：①出血，由全身肝素化、血小板减少、凝血因子缺乏所致。出血部位主要包括手术部位、插管部位、消化道、颅内等。②溶血，可由长时间高流量、静脉引流负压过大、滚压泵泵头调节不当及管路内血栓形成等引起。③其他，如感染、肾功能损害、电解质紊乱和心脏压塞、血气胸等亦可发生。机械并发症包括血栓形成、插管时血管受损、接头脱落、气栓、驱动泵失灵和变温器异常等。

第四节　心肺脑复苏

一、概述

心肺复苏（cardiopulmonary resuscitation，CPR）是一个广泛的临床概念，泛指呼吸循环衰竭时为挽救患者生命使用的各种治疗手段。多数需要心肺复苏的患者是由于心脏突然停止搏动或发生心室纤维性颤动，以致不能维持血液循环。此时应立即进行正确、积极的复苏抢救，否则患者将在短期内因全身缺氧而死亡。

早在 20 世纪 40—60 年代，人们就先后发明了电击除颤、口对口人工呼吸以及胸外心脏按压对呼吸循环衰竭的患者进行抢救，构成了现代复苏的三大主要手段，即用人工呼吸代替患者的自主呼吸，以心脏按压配合电击除颤形成暂时的有效血液循环，以保证重要器官的供血供氧。

人们在长期临床实践中发现相当比例的初期复苏成功的患者最终死于脑功能障碍。全身所有器官中，脑组织对缺血缺氧最为敏感。在以空气供氧时，心搏呼吸停止超过 4～5 min，即将造成不可逆的中枢神经损伤。1985 年召开的第四届全美复苏会议提出了"心肺脑复苏"（cardiopulmonary cerebral resuscitation，CPCR）的概念。

现代心肺脑复苏，不仅要求恢复心搏和自主呼吸，重建重要生命器官的供血供氧，还强调阻止缺血缺氧对中枢神经系统以及其他靶器官的损伤。心肺脑复苏除了初期复苏（人工呼吸和心脏按压等抢救措施）以外，更包括复苏后期对促进脑功能恢复和其他并发症的积极的治疗与处理。在复苏过程中忽视任何一方面，都将造成严重的后果。

1992 年，美国心脏病协会（American Heart Association，AHA）召开了心肺复苏和心血管急救指南研讨会，并制定了心肺复苏和心血管急救指南。2005 年，AHA 广泛邀请世界其他医疗组织的许多专家，召开了国际复苏指南会议，并在 *Circulation* 杂志上发布了新制定的心肺复苏与心血管急救指南。

二、病因

临床上，导致心搏呼吸停止而需要心肺脑复苏的疾病以心源性的多见。心源性疾病主要有冠状动脉病变（约占 80%）、心肌病、传导系统病变。非心源性疾病见于药物毒性作用以及水、电解质、酸碱平衡紊乱引起的心律失常，还有心肺、颅脑损伤等。

（一）心源性

各种心脏疾病的恶化，均可能因出现室颤/无脉室速或者心脏停搏而处于危急状态。常见的原发疾病有：①冠状动脉病变，如冠状动脉粥样硬化性心脏病、冠状动脉栓塞或痉挛、先天畸形、冠状动脉结节性多动脉炎、风湿性冠状动脉炎和冠状动脉搭桥术后梗阻等；②瓣膜病变，如左/右流出道梗阻、主动脉瓣关闭不全、二尖瓣狭窄或关闭不全、主动脉夹层动脉瘤、主动脉或肺动脉先天性狭窄和人工瓣膜老化等；③心肌病变，如肥厚性梗阻型心肌病、扩张型心肌病、病毒性心肌炎、风湿性心肌炎、心肌淀粉样变、肉瘤样变和结节病等；④心脏肿瘤，如心房黏液瘤、心脏间皮瘤和转移性肿瘤等；⑤心脏传导系统病变，如长 Q-T 综合征、希氏束–浦肯野系统纤维化和旁路形成等；⑥其他病变，如心包病变、心脏压塞、法洛四联症、艾森门格（Eisenmenger）综合征、动脉导管未闭、高血压性心脏病和肺心病等。

（二）非心源性

非心源性疾病有：①电解质、酸碱平衡紊乱，如高钾血症、低钾血症和酸中毒等；②药物或毒物反应，如洋地黄、奎尼丁、普鲁卡因胺、氨茶碱、维拉帕米等药物引起的心律失常，CO 中毒和工业毒物中毒等；③意外创伤，如车祸、坠落伤、溺水和电击伤等；④其他，如脑血管意外、急性哮喘发作、各种原因所致的严重休克和恶性肥胖等。

三、复苏

早期复苏又称基本生命支持（basic life support，BLS）。人工呼吸和心脏按压是最基本的早期复苏手段。早期复苏强调必须争分夺秒。心搏呼吸一旦停止，应立即进行有效的复苏操作，不需要反复检查有无脉搏，力求尽量简化操作步骤，缩短呼吸心搏停止的时间，恢复重要生命器官（尤其是脑）的有效灌注。

（一）心脏复苏

（1）胸外心脏按压：行 CPCR 时，胸外心脏按压是人工形成暂时血液循环的方法，即在胸骨中下 1/3 交界处提供节律性压力，通过增加胸膜腔内压或直接挤压心脏产生血液流动，并辅以适当的呼吸，从而为脑和其他重要生命器官提供必需的氧，以便争取时机行电击除颤。此外，挤压的机械刺激也有诱发心搏的作用。

相关指南建议按压频率为 100 次/分。单人复苏时，由于按压间隙要行人工通气，因此，按压的次数可略小于 100 次/分，以便按压间隙行人工呼吸。气道建立之前，无论是单人 CPCR，还是双人 CPCR，按压/通气都要求为 30∶2。气管插管以后，按压与通气可能不同步，此时可用 5∶1 的比率。

监测呼气末二氧化碳分压（end-tial CO_2 pressure，$PETCO_2$）用于判断 CPCR 的效果较为可靠，$PETCO_2$ 升高表明心排血量增加，肺和组织的灌注改善。在复苏早期，因为存在二氧化碳蓄积，故比正常值（40 mmHg）高。

（2）体外除颤：以适量的电流冲击心脏使室颤终止。AHA 在指南中强调早期除颤，认为对于心搏骤停或心室颤动的患者，除颤的早晚是决定患者能否成活的关键。室颤后每延迟电除颤 1 min，其死亡率会增加 7%～10%。若延迟 10～12 min 才行除颤，患者的生存率几乎为零。但也有研究表明，室颤至心搏骤停 8 min 后，先行胸外按压 90 s 与先除颤后按压相比，自主循环恢复率和 24 h 生存率均较高。除颤电能选择以能终止心室纤颤的最小有效电能为宜。一般首次除颤电能为 200 J，第二次可加至 200～300 J，第三次可加至 360 J。

（3）开胸心脏按压：在胸骨左缘 2～3 cm 处第 4 或第 5 肋间逐层切开皮肤、皮下组织、肌肉，横断上下两根肋骨，切开心包，将手直接伸进胸腔进行心脏按压。握住心脏并用除拇指以外的四指向鱼际部位挤压。切忌指端着力，以免损伤心肌或造成心脏破裂等严重后果。按压频率为 50～60 次/分，按压/放松为 1∶2。开胸心脏按压能够更有效地维持血液循环，但不常规进行，仅在胸外按压效果不佳或者不适宜进行胸外按压时采用。必要时还可加用胸内直流电除颤。

（4）其他：目前报道较多的初期心脏复苏方法还有气动马甲、加压–减压法（active compression decompression，ACD）、紧急心肺转流（emergent cardiopulmonary bypass，ECB）、主动脉内球囊反搏术（intra-aortic balloon pump，IABP）、心室辅助装置（ventricular assist device，VAD）等。

除颤对室颤或无脉室速患者的价值远大于药物。3 次除颤失败者，应迅速进行气管插管并建立静脉通道，使用血管加压药物（肾上腺素或血管升压素），然后进行第4次除颤。肾上腺素是典型的CPCR用药，虽然争议较多，但目前仍为CPCR时的首选复苏用药。推荐剂量为1 mg静推，每3～5 min重复一次。肾上腺素通过其兴奋α受体的作用，提高心脏和脑的灌注；但该药同时也兴奋β受体，产生正性肌力作用，使心肌耗氧量增加，易导致缺氧和诱发异位节律。肾上腺素增加持续室颤实验动物电除颤所需的总能量，并且增加复苏后的死亡率。

与肾上腺素相比，血管升压素能更有效地促进心搏骤停患者的自主循环恢复。其可提高冠状动脉灌注压，增加重要器官血流量，扩张脑血管，改善大脑氧供，并且不增加心肌耗氧量，不会导致复苏后心动过缓。已证实其对初始电除颤无反应的室颤或无脉室速患者有效；而对无脉电生理活动以及心搏骤停患者，可能有效（尚无足够证据支持）。由于不良反应小，有学者提议CPCR时用血管升压素代替常规肾上腺素，推荐静注剂量为0.4 U/kg。

抗心律失常药物胺碘酮是一种多通道阻滞剂，作用于钠、钾、钙通道，并且对α和β受体有阻滞作用。可表现出Ⅰ～Ⅳ类所有抗心律失常药物的电生理作用，而且无Ⅰ类抗心律失常药物的促心律失常作用。

西雅图一项心搏骤停研究，测试了胺碘酮对504例院外心搏骤停患者的效果。静脉使用胺碘酮的患者的入院存活率比安慰剂对照组高，但在出院存活率方面的差异无统计学意义。多伦多一项生存研究，比较了静脉用胺碘酮与利多卡因作为除颤辅助治疗对347例院外心搏骤停患者的作用，结果表明胺碘酮治疗组的患者入院存活率为22.8%，而利多卡因治疗组仅为12%。需要注意的是，胺碘酮同时还具有扩血管和负性肌力作用，并且这种效应是呈剂量依赖性的，可对血流动力学造成影响。在Kudenchuk的研究中，发现胺碘酮组发生低血压的比例比安慰剂组高，发生心动过缓的比例也比安慰剂组高。

室颤或无脉室速抢救时胺碘酮的推荐用法：①第4次除颤未能成功者，即刻用300 mg胺碘酮加入5%葡萄糖稀释后静脉注射，10 min内推注完毕（切忌快速静推），然后再次除颤；②若仍无效可于10～15 min后追加150 mg，用法同前；③室颤转复后，可予以静滴维持，初始6 h内以1 mg/min剂量给药，随后18 h内以0.5 mg/min剂量给药，第1个24 h总量不大于2 000 mg（首剂静注剂量、追加剂量及维持剂量的总和）；④第2个24 h及以后的维持剂量一般推荐为0.5 mg/min，即720 mg/24 h，并按患者情况予以调整剂量。

（二）呼吸复苏

（1）开放气道：CPCR时的首要措施。昏迷患者常见舌根、会厌后坠而致上呼吸道梗阻。此时可采用仰头抬颏法或托颌法开放气道，必要时还可加用口咽或鼻咽通气管。若患者有足够的自主呼吸，上述处理即可维持气道通畅。如果具备气管插管的条件，对于呼吸道难以保持通畅的患者，应及时行气管插管，甚至行气管切开术以保持气道通畅。以下情况需考虑予以气管插管：无自主呼吸的昏迷患者；心搏停止后保持气道通畅能力丧失者；无法用常规无创方法进行通气的清醒患者。

（2）有效通气：气道开放后，有自主呼吸的患者可予以鼻导管或面罩给氧，帮助维持足够的氧分压及氧饱和度。无自主呼吸或通气不良的患者应给予辅助通气。常用方法有口对口人工呼吸、口罩-球囊人工呼吸器、机械通气等。机械通气的指征包括肺泡低通气、低氧血症、MODS 伴肺炎或 ARDS、呼吸肌乏力、连枷胸等。

（3）终止心肺复苏的指征：心搏骤停、呼吸停止后行心肺复苏已历时 30 min 者，出现瞳孔散大或固定、对光反射消失、呼吸仍未恢复、深反射活动消失、心电图成直线是终止心肺复苏的指征。

（三）脑复苏

呼吸循环停止 10 s，可因大脑严重缺氧而出现神志不清。2～4 min 后大脑储备的葡萄糖和糖原将被耗尽，4～5 min 后 ATP 耗竭，10～15 min 后脑组织乳酸含量持续升高。随着低氧血症和高碳酸血症的发展，大脑血流的自动调节功能将消失。此时，脑血流的多少由脑灌注压（＝平均动脉压-颅内压）决定。任何导致颅内压增高和平均动脉压降低的因素均可降低脑灌注压，从而进一步减少脑血流。

目前在临床上仍没有十分有效的脑复苏手段。有研究表明，采取以下措施可能有助于改善 CPRP 后中枢神经系统的预后，如降低脑代谢率、阻断钙离子通道、提高自由基的清除能力和应用神经营养因子等。

1. 降温

低温是目前研究最多并且比较公认的在患者自主循环恢复（return of spontaneous circulation，ROSC）后能改善患者预后的一项干预措施。其对复苏后脑损伤的保护作用可能与下述机制有关：①减慢 ATP 耗竭，降低氧耗；②保护血-脑屏障，稳定细胞膜，减轻脑水肿；③抑制兴奋性神经递质释放及其介导的兴奋性毒性作用；④减轻再灌注后氧自由基介导的脂质过氧化反应造成的损伤；⑤缓解脑细胞钙内流，减轻细胞内钙超载，减少神经细胞凋亡等。目前已报道的降温方法有应用冰帽、冰毯、冰袋、血管内降温装置、心肺体外循环等，以及冬眠药物。冬眠药物亦被认为可控制缺氧性脑损害所引起的抽搐。

以往认为在开始抢救时，即应及早将体温降至 30～33 ℃，头部温度降至 28 ℃。但也有研究表明，过度低温对心搏骤停复苏后的患者可能产生明显副作用，如增加血液黏滞度、降低心排血量、增加感染的发生机会。尤其在体温降至 32 ℃以下并持续超过 36 h 时副作用更为明显。故目前大多数学者主张 CPCR 后给予头部"亚低温"，又称"浅低温"，即将体温控制在 33～35 ℃。降温宜及早进行，争取在复苏开始后 5 min 内施行。降温持续 2～3 天，至中枢神经系统皮层功能开始恢复，听觉恢复并稳定后，在 3～5 天内逐步停止降温。

2003 年在落基山重症监护会议上，对于低温疗法在自主循环恢复患者中的应用，提出了几点建议。其中的建议级别表示为：A——由至少 2 个 I 级证据支持；B——由 1 个 I 级证据支持；C——仅由 II 级证据支持；D——由至少 1 个 III 级证据支持；E——由 IV 或 V 级证据支持。证据级别又分为：I——结果明确的大规模随机临床试验，低 α 错误或 β 错误发生的概率；II——结果不十分明确的小型随机临床试验，中到高 α 错误和（或）β 错误发生的概率；III——非随机同期控制性研究；IV——非随机历史性控制性研究，以及专家意见；V——病历报告、非控制性研究，以及专家意见。

A. 室颤或无脉室速患者 ROSC 后符合以下情况者，可在 4 h 内开始予以降温，将膀胱或食管温度控制在 32～34 ℃，并持续 24 h：①循环衰竭至复苏开始间隔<15 min；②心脏停搏后 60 min 以内 ROSC 成功。排除标准包括：低血压（ROSC 后平均动脉压<60 mmHg 持续 30 min 以上）、ROSC 后呼之能应、GCS 评分>9（建议级别 B）。无脉电生理活动或心搏骤停患者，符合上述条件时，可延长低温时间。该结论属推断而未经随机对照实验证实（建议级别 E）。

B. ROSC 后患者对高温不能耐受，当体温>38 ℃时，应予以降温（建议级别 B）。

C. ROSC 后初始 72 h 内给予积极的物理降温或者药物降温（如对乙酰氨基酚、NSAID 等）后而体温仍在 37 ℃以上者，需考虑给予低温疗法（建议级别 D）。

D. 若患者体温过低，则应逐渐缓慢复温，并且最终温度不应超过 37 ℃（建议级别 B）。

2. 渗透疗法

渗透疗法即脱水治疗。目前普遍认为血管外（包括细胞内）脱水可降低颅内压，有助于防止脑水肿，促进脑功能恢复。襻利尿剂和渗透性利尿剂均为有效的脱水药物。由于襻利尿剂对水电解质平衡的影响，限制了其在 PRT 中的应用，目前大都用于脱水治疗的早期。渗透性利尿剂对电解质影响较小，作用缓和持久，其中最常用的是 20%甘露醇。

大多数学者认为，甘露醇可有效减轻细胞外水肿，降低颅内压，改善脑血流代谢耦联，同时还有降低血液黏稠度和清除自由基的作用，可作为 CPCR 后首选的脱水用药。推荐用法为：250 mL 快速静滴，每 6～12 h 一次。但对于颅内压不高的患者，应用甘露醇是否有益尚存在争议。也有少数研究者认为，甘露醇脱水治疗对于改善患者的预后并无统计学意义。另需注意，对于肾功能不全的患者，甘露醇可加重肾功能损害，甚至导致急性肾衰竭，故不宜应用，可改用甘油果糖代替。

3. 肾上腺皮质激素

目前不少学者认为，心肺脑复苏过程是个全身炎性反应的过程。理论上讲，肾上腺皮质激素能抑制血管内凝血、降低毛细血管的通透性、维持血-脑屏障的完整，从而改善循环、减轻脑水肿和降低颅内压，还有减轻自由基引起的脂质过氧化反应、稳定溶酶体膜、防止细胞自溶和死亡的作用。但在实际运用中，其效果并不明确。目前只作为脑复苏时的辅助治疗措施。应用原则是速用速停，脑组织缺血缺氧 30～60 min 内或边心肺复苏边给药。常用药物及剂量为：地塞米松 5～10 mg，每 6～12 h 一次，静注；或氢化可的松 100～200 mg，静滴；或甲泼尼龙 80～120 mg，静注。

鉴于激素使用的不良反应，目前已有将研究方向转向乌司他丁（ulinastatin, UTI）的趋势。国内有研究显示，复苏过程中使用 UTI 可促进 IL-10 释放，抑制 TNF-α、IL-6 释放，在复苏早期即产生影响，实验动物脑组织的超微病理改变明显减轻。但其在临床应用中的效果，尚待进一步研究。

4. 钙离子拮抗剂

一般认为钙通道阻滞剂有强的脑血管扩张作用，可防止脑血管痉挛，改善脑缺血后的低灌流状态；同时选择性阻断细胞膜上的钙离子通道，可防止钙离子慢相跨膜内流，降低细胞内钙离子浓度，抑制因 Ca^{2+} 超载而导致的脑细胞损害，对各种原因引起的脑损伤均有保护作用。用于脑复苏的钙拮抗剂有硝基吡啶、尼莫地平、维拉帕米、利多氟嗪、氟桂利嗪等。目前研究和应用最多的是尼莫地平。实验证明，尼莫地平能较安慰剂明显改善 ROSC 后患者的预后。参考用法：初始 2 h 按 0.5 mg/h 静滴，其后改为 1 mg/h 静滴。但也有学者认为，脑缺血前给予尼莫地平，并在缺血后维持治疗，能够增加缺血后低灌流期间的脑皮质血流。但若仅在缺血后给予，则临床效果不佳。

此外，国内有研究表明，山莨菪碱亦可阻断脑细胞的钙内流。大剂量山莨菪碱在心肺脑复苏早期（复苏后 7 日）可改善患者的格拉斯哥昏迷评分（Glasgow coma scale, GCS）（$P<0.05$）。

5. 其他

（1）神经营养剂的应用：ATP、辅酶 A、辅酶 Q10、维生素 B 族、细胞色素 C、胞磷胆碱、1，6-二磷酸果糖、铜蓝蛋白、叶黄素、β 胡萝卜素等均被报道可能促进中枢神经功能恢复，但尚在研究当中，其作用并不肯定。

（2）高压氧（hyperbaric oxygen，HBO）治疗：即在 3 个大气压环境下吸氧，可增加血氧张力 17～20 倍，从而有效纠正脑组织的缺氧状态，增加组织氧储备；同时脑血管收缩，增加血管阻力，降低血管通透性，降低颅内压，减轻脑水肿，从而促使脑功能恢复。但应注意避免氧中毒。

（3）控制抽搐：脑缺氧将引起功能障碍，出现昏迷、抽搐。而抽搐可增加身体耗氧，增加缺氧，加重心、脑的功能障碍，应积极控制。出现抽搐时可予静脉或肌内注射地西泮 5～10 mg 或苯巴比妥钠 0.1～0.2 g。

（4）自由基清除剂：α-苯基-N-三丁基硝酸、维生素 C、维生素 E、硒酸盐、过氧化物歧化酶、一氧化氮、L-蛋氨酸、氯丙嗪、异丙嗪、三氢甲基氨基甲烷及某些中草药（如丹参、黄芪等）均有清除自由基作用，可作为综合治疗中的辅助用药，但无肯定效果。

尽管目前报道用于 ROSC 后脑保护及改善脑功能的药物及方法众多，但有确切疗效的仍较少。学者们仍在尝试寻找具有"突破性"效果的药物及治疗手段。

四、后期复苏

后期复苏又称"高级生命支持"。后期复苏的主要任务同样可归纳为以下"ABCD"原则。

A：气道。其是指尽快建立气道通气装置。

B：呼吸。其包括确立气道装置在正确位置，保障气道设备安全，确认有效的氧气供给和通气。

C：循环。其包括建立有效的静脉通路，连接心电监护，并根据病情给予适当的血管活性药物或抗心律失常药物。

D：鉴别诊断。其是指寻找及治疗可逆转的原发疾病。

复苏后处理（post recovery treatment，PRT）又称长期生命支持（prolonged life support，PLS），是针对原发病或复苏并发症所采取的一系列措施。CPCR 的成功并非仅指心跳和呼吸的恢复，更重要的是恢复智力和日常生活、工作能力。心脏停搏导致全身各组织器官缺血缺氧，对心、肺、脑、肾、肝等器官造成损伤。虽然部分患者心肺复苏成功，但终因不可逆性脑损伤或其他重要脏器的并发症而致死亡或残留严重后遗症。因此 PRT 是 CPCR 最后成败的关键。

自主循环恢复后，由于某些因素导致机体发生一系列病理生理改变，例如：①再灌注损伤；②缺血后代谢产物引起的脑中毒；③全身炎症介质、细胞因子、凝血-纤溶系统等的激活；④复苏时血管活性药物的不良反应。这些改变取决于器官的缺血程度和缺血时间，可分为以下四期：①发病后 24 h 以内，50% 的复苏后综合征患者死于此期。ROSC后，心血管功能仍处于不稳定状态，12～24 h 后才渐趋稳定。机体多部位缺氧，造成微循环功能不全，有害的酶和自由基迅速释放至脑脊液及血液中，使大脑和微循环持续存在功能异常。②1～3 天后，心功能和全身情况有所改善，但由于小肠的渗透性增加，肠道细菌移位，易发生脓毒血症。若多个器官同时有严重的功能损害，特别是伴有肝、胰、肾损害，则会导致 MODS。③心搏骤停复苏数日后，易发生严重的感染。此时患者常迅速发展为器官异常衰竭。④死亡。

复苏后机体状况将发生一系列复杂的变化，因此对所有患者都需仔细、反复地评估呼吸、循环及器官功能，并及时发现复苏中的各种并发症（如肋骨骨折、心脏压塞、血气胸等）。

（一）胃肠道并发症

CPCR 时，机体处在严重的应激状态下，致交感神经兴奋，肠黏膜屏障功能减退，易发生消化道糜烂、溃疡、穿孔等。

鉴于此，2003 年落基山重症监护会议对复苏后胃肠道并发症的防治提出了如下建议，可作为临床后期治疗的参考：①在 ICU 住院期间，血糖必须得到控制。初期应每 4 h 测一次血糖，并控制在 5～8 mmol/L。若血糖偏高应尽快用胰岛素纠正。患者不能耐受高血糖（>8 mmol/L）（建议级别 D）。②在初始 24 h 内，除非使用肠内或肠外营养，在使用胰岛素的患者中都应考虑在静注葡萄糖溶液时控制渗透压（建议级别 E）。③ROSC后 48 h 内应开始肠内或肠外营养（优先考虑肠内营养）（建议级别 E）。④在 ICU 内，有凝血功能障碍或预计可能在 48 h 内插管的患者，均应使用药物（H_2 受体阻滞剂、硫糖铝或质子泵抑制剂）预防胃肠道并发症，直至可以进食后方停止使用（建议级别 A）。

（二）呼吸功能不全

除原有肺疾患外，在 ROSC 后几小时内也常因胸壁损伤、肺损伤、脑损伤等原因使呼吸功能不能立即恢复，出现各种呼吸系统并发症。其中以肺水肿最为常见。临床表现为：突然出现严重的呼吸困难、烦躁、发绀、不能平卧、咳大量粉红色泡沫样痰、肺部布满湿啰音；常有血氧饱和度（oxygen saturation，SaO_2）降低，伴 $PaCO_2$ 正常或降低。肺水肿严重时可出现 $PaCO_2$ 增高，常预示病情的恶化。

一旦出现肺水肿，纠正缺氧是治疗的关键。须立即给予高浓度吸氧，将 PaO_2 维持在 60 mmHg 以上，否则，低氧血症可使肺毛细血管通透性增高，进一步加重肺水肿。当鼻导管或面罩吸氧不能维持上述 PaO_2 水平时，应及时行气管插管或气管切开，进行机械通气。同时加强监护，联合运用多种手段促进水肿吸收。

(三) 肾功能不全

复苏后的低血压（如低于 60 mmHg）可使肾血流急剧下降，引起肾皮质缺血、缺氧，从而导致肾衰竭。预防肾衰竭的关键在于迅速建立有效循环。只有肾功能完好，才能有效地利尿脱水，减轻脑水肿，改善体内酸中毒及高钾血症等症状。一旦发生肾功能障碍，应立即积极予综合治疗，并停用有肾脏损伤副作用的药物。

（1）少尿期：限制入液量（500 mL/d），热量不超过 2 000 kcal/d，限制蛋白摄入。若出现高钾血症，可用碳酸氢钠或乳酸钠和葡萄糖及胰岛素促使钾离子进入细胞内，并用氯化钙对抗钾离子对心脏的抑制作用。严重少尿或无尿时，应作腹膜或血液透析。

（2）多尿期：及时按尿量补充丢失的大量水和电解质。

(四) 其他

控制原发疾病以及其他伴发疾病，防治继发感染，积极处理缺氧引起的电解质、酸碱平衡紊乱，纠正应激性高血糖等。

总之，心肺脑复苏不仅要求尽快恢复患者的呼吸循环，其重中之重更在于后期处理，即挽救患者的脑功能，积极防治各种并发症。医务人员需要对患者进行综合救治，最大限度地改善其预后，帮助患者恢复正常生活、工作能力。

第三章

胸部创伤疾病

第一节　肋骨骨折

肋骨骨折是最常见的胸外伤之一，无论在开放性损伤还是在闭合性损伤中均多见。

胸壁每侧各有12根肋骨。肋骨骨折多见为单根单处，也可为多根单处骨折。在较严重的外伤中可见多根多处肋骨骨折，产生胸壁局部软化区，导致患者出现反常呼吸活动，即出现软化区胸壁在吸气时内陷、呼气时外突的现象，又称连枷胸，可引起呼吸、循环系统功能的严重紊乱。

幼儿时期的肋骨富有弹性，不易折断。成年期后，肋骨渐失弹性，遭暴力时容易折断。老年人由于骨质疏松，遇外力作用时肋骨最易折断，有时即便轻微作用如咳嗽、打喷嚏也可引起肋骨骨折。

一、病因与病理

肋骨骨折主要由钝性暴力直接作用所致。直接暴力作用可使骨折发生在肋骨的任何部位；胸廓受挤压，使肋骨中段过度向外弯曲而产生的骨折称为间接暴力引起的肋骨骨折（图3-1）。

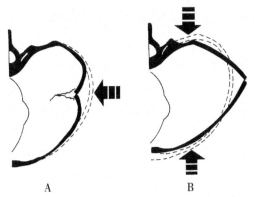

A. 直接暴力，常伴有肺组织创伤；B. 间接暴力。

图3-1　引致肋骨骨折的暴力

第1至第4肋骨较短，又受到锁骨和肩胛骨的保护；第11、第12肋骨前端游离，活动度较好，因而在创伤中很少发生骨折。一旦第1肋骨发生骨折则说明承受的暴力较强，必须注意是否伴有锁骨骨折、锁骨下动静脉及臂丛神经等的损伤，并应警惕胸内脏器是否也受到损伤，应详细检查明确创伤造成的伤害范围。当第11、第12肋骨骨折时，应注意肝脾是否损伤。肋骨骨折最常发生在第5～10肋骨。按肋骨折断的根数和折断的处数，可将肋骨骨折分为单根单处骨折或多处骨折、多根肋骨每根仅单处骨折或多根多处骨折。肋骨骨折断端可刺破胸膜和肺组织引起气胸、血胸、皮下气肿、咯血等，也可通过损伤肋间血管引起血胸。肋骨骨折引起的局部疼痛，可使呼吸活动受限、呼吸道分泌物潴留，引起肺不张和肺部感染等并发症。

单根或多根肋骨单处骨折后，由于肋间肌的固定作用，骨折处一般很少移位，骨折本身对呼吸活动影响不大。多根肋骨多处骨折常由强大暴力所致，如挤压、碾压、高处坠落等，常伴有其他脏器的严重创伤。两根以上肋骨多处骨折时，骨折区的肋骨前后端失去骨性连接和支撑，产生胸壁局部软化区，引起反常呼吸活动（连枷胸）。若软化区范围较广，产生呼吸运动时两侧胸膜腔内的压力严重失衡，无效通气量增加（图3-2），同时影响排痰，引起二氧化碳潴留和缺氧；产生纵隔左右摆动，影响静脉回流和血压稳定。连枷胸面积越广，对呼吸、循环造成的影响越大，甚至可引起呼吸、循环功能衰竭。

由于骨折断端常无明显移位，因此肋骨骨折后2～3周即可通过骨痂形成而逐渐愈合，即使断端对位不良，愈合后亦不影响胸廓的正常呼吸活动。

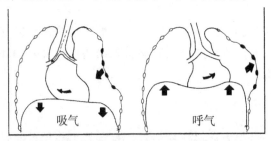

吸气时软化区下陷，纵隔被推向健侧，部分气体从伤侧肺进入健侧肺；呼气时软化区外凸，纵隔向伤侧移位，部分气体从健侧肺进入伤侧肺。

图3-2　胸壁软化引起的反常呼吸运动

二、临床表现

肋骨骨折者均有局部疼痛，活动、深呼吸或咳嗽时加剧。若骨折断端刺破胸膜和肺组织则可致痰中带血或咯血。并发气胸者若胸膜腔内积气量较多，可引起呼吸困难。发生多根多处肋骨骨折（连枷胸）时，上述症状可更明显，甚至出现休克。体格检查在骨折区或承受暴力的部位可见有软组织挫伤。触诊时在骨折部位有明显压痛，可有骨擦感，双手挤压前后胸廓时，可引起骨折处疼痛。并发气胸者患侧胸部叩诊呈鼓音，呼吸音减弱。有时胸壁可出现皮下气肿，触诊时可查到捻发感。范围较大的连枷胸，可见到骨折区胸壁塌陷和反常呼吸活动现象。

三、诊断

肋骨骨折的诊断一般比较容易，结合胸部创伤史和临床表现，X射线检查可显示肋骨骨折的部位和范围，并可看到有无气胸、血胸，是否并发肺部挫伤等，但X射线不能显示肋骨与肋软骨连接处的骨折和肋软骨骨折。因此，X射线检查未见肋骨异常者并不能完全排除肋骨骨折存在的可能。

临床上可见有些肋骨骨折并发血胸的患者，初诊时 X 射线检查显示积血量很少，但数日后复查会发现胸膜腔较多积液，因此随访很有必要。

四、治疗

肋骨骨折一般均能自行愈合，即使断端对位不良，愈合后也不影响胸廓的呼吸功能。因此对单根或数根肋骨单处骨折，治疗的目的是减轻疼痛症状，使患者能进行正常呼吸活动和有效排痰，防止呼吸道分泌物潴留所致的肺不张、肺炎等并发症，这对老年患者尤为重要。根据疼痛症状的程度可选用不同的镇痛剂，一般以口服或局部用药为主，辅以胸带包扎、相对限制局部活动等。较严重的可予肌内注射镇痛剂或肋间神经封闭。肋间神经封闭的范围应包括骨折区所有的肋间神经和骨折区上下各两根肋间神经，封闭每根肋间神经时，在脊椎旁注入1%～2%普鲁卡因或2%利多卡因3～5 mL。必要时数小时后重复，可连续封闭数天以维持疗效。鼓励患者咳嗽、咳痰、起床活动，是防止肺部并发症的重要措施。

对多根多处肋骨骨折者应进行详细检查以排除胸腔内其他脏器是否也受到损伤，并按伤情及早给予相应处理。产生明显或范围较大的反常呼吸运动，影响呼吸功能者，需采取下列方法治疗。

（一）敷料固定包扎

用厚敷料或沙袋压迫覆盖胸壁软化区并固定包扎，可限制软化区胸壁的反常呼吸活动。

（二）胸壁外固定术

在麻醉下用手术巾钳夹住游离段肋骨或用不锈钢丝绕过肋骨将软化区胸壁提起，固定于胸壁支架上，可消除胸壁的反常呼吸活动。

（三）胸壁内固定术

切开胸壁软组织显露骨折断端后，用金属缝线或钛板、可吸收肋骨钉连接固定每一处骨折的肋骨。若双侧多根肋骨骨折产生严重的胸壁软化，可用金属板通过胸骨后方将胸骨向前方拉起，再将金属板的两端分别固定于左右两侧胸廓的肋骨前方，以消除反常呼吸活动（图 3-3）。

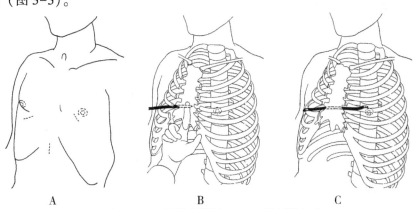

A. 切口；B. 置放金属板；C. 金属板固定后。

图 3-3　用金属板固定双侧前胸壁软化

（四）呼吸机辅助法

重症患者经口、鼻气管插管或气管切开于气管内置管连接呼吸机后作持续或间断正压通气，这种强制方法可减轻反常呼吸活动，便于呼吸道分泌物的清除，并能保证通气，利于抢救。待患者病情稳定、胸壁相对固定后，可逐渐停止呼吸机治疗。

开放性肋骨骨折：无论单根或多根肋骨开放性骨折，均应尽早施行清创术，摘除游离的断骨碎片，剪去尖锐的骨折断端，以免刺伤周围组织；肋间血管损伤者，应予缝扎止血。骨折根数不多者不需要固定断端，多根多处骨折则需作内固定术。胸膜破损者宜放置肋间引流管，然后分层缝合创口。术后宜用抗生素防治感染。

第二节　胸骨骨折

一、病因与病理

胸骨骨折很少见，在胸外伤中所占比例不到 5%，但在连枷胸患者中发生率可高达16%。大多由强暴力所致，往往伴有多根肋骨骨折，产生胸廓反常呼吸活动，影响呼吸、循环功能，多数患者还伴有胸内脏器损伤或胸椎骨折，应严加注意。

二、临床表现与诊断

骨折后下段胸骨可向前或向后移位，局部剧烈疼痛伴皮下血肿和畸形，触诊常能查到骨折部位明显压痛。侧位或斜位 X 射线胸片可明确诊断。

三、治疗

胸骨骨折的治疗重点应放在处理胸内脏器的并发伤上，对位良好的胸骨骨折一般不需要手术。对于有明显移位的骨折，因这部分患者往往伴有连枷胸或胸内脏器的损伤，故多主张在剖胸探查时予以一并处理，骨折部位予复位后用钢丝或金属板作内固定。

单纯胸骨横断骨折伴有移位者，可行闭式复位。复位的方法是取仰卧位，两臂抬起，持续垫高背部使脊柱过度伸展，并在骨折移位区逐步加压使之复位。闭式复位成功后大多数患者于 1 个月后骨折即可逐步愈合。闭式复位失败者则需行手术复位。

第三节　创伤性气胸

正常胸膜腔是不含气体的间隙，其内的压力低于大气压而呈负压。胸部创伤累及胸膜、肺或气管，使空气经胸壁或肺及气管的破口进入胸膜腔，称为创伤性气胸。食管破裂亦可为引起气胸的原因。许多医源性的损伤，如锁骨下静脉穿刺、人工呼吸、胸外心脏按压、肺穿刺活检，甚至针刺治疗等均有可能引起气胸。根据创伤的开放性或闭合性及胸膜腔内压力的改变，气胸分为闭合性气胸、开放性气胸及张力性气胸三大类。

一、闭合性气胸

（一）病因

其发生多见于胸部闭合伤，空气经肺裂伤的破口或胸壁小的创口进入胸膜腔，由于破口迅速闭合，气体不再增多，此时胸膜腔的压力仍然低于大气压。

（二）病理生理

小量气胸多无呼吸困难，大量气胸可引起肺萎陷，除因呼吸面积减少外，肺萎陷后可导致肺内由右向左分流，也是造成患者缺氧的重要原因，但由于肺萎陷，肺内血管阻力增加，血流也明显减少，如健侧肺功能基本正常，所造成的缺氧仍可代偿。

（三）临床表现与诊断

患者的临床表现主要取决于肺受压萎陷的程度及伤员伤前肺功能的情况。小量气胸指肺萎陷在 30% 以下，患者可无明显的呼吸与循环功能障碍。中量气胸指肺萎陷在30%～50%，超过50%则为大量气胸。中量或大量气胸最常出现的症状是胸痛及气急，检查时气管微向健侧移位，伤侧胸部叩诊呈鼓音，呼吸音明显减弱或消失。少数患者可出现皮下气肿。X 射线胸部检查是诊断闭合性气胸的重要手段。中量或大量气胸诊断多无困难，但小量气胸容易漏诊，若伤情允许，立位后前位摄片，能清楚地显示气胸的程度。

（四）治疗

小量闭合性气胸一般无须特殊治疗，胸腔内气体可逐渐吸收，萎陷肺随之复张，胸膜腔的压力亦逐渐恢复正常。中量或大量闭合性气胸应特别注意，警惕张力性气胸的发生，可采用胸腔穿刺抽气治疗或放置胸腔闭式引流。但多数研究者主张放置胸腔闭式引流，可迅速使肺复张，改善患者缺氧症状，降低发生张力性气胸的危险。Kirsh 等提出胸腔闭式引流的适应证：①中量到大量气胸者；②无论气胸多少，只要有呼吸困难者；③非手术治疗中气胸增加者；④胸腔闭式引流拔出后气胸复发者；⑤需用机械辅助通气者；⑥需行全身麻醉者；⑦并发有血胸者；⑧双侧气胸者；⑨张力性气胸者。

肺复张后有可能发生患侧肺的复张性肺水肿。该并发症的发生机制可能是肺的长期萎陷、缺氧等使萎陷肺泡壁的渗透性改变、肺泡表面活性物质丧失，引流时强烈的胸腔内负压可使患侧肺毛细血管压力及血流增加，从而促使间质性肺水肿发生。这种并发症多见于自发性气胸，而创伤性气胸由于得到及时处理，在早期肺就得到复张，故甚少见，但仍应提高警惕。

二、开放性气胸

（一）病因

开放性气胸（图3-4）主要是火器或锐器暴力致伤，胸壁伤口穿破胸膜，使外界空气可随呼吸自由出入胸膜腔，引起一系列严重的病理生理变化，使患者的呼吸与循环功能迅速发生严重的紊乱。

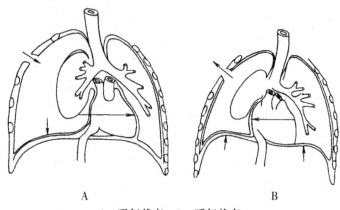

A. 吸气状态；B. 呼气状态。

图 3-4　开放性气胸

（二）病理生理

当胸腔有一较大伤口与外界相通时，胸膜腔内压大小迅速接近大气压，使肺几乎完全压缩，两侧胸腔压力不平衡，纵隔不稳定并呈摆动状态。当吸气时，由于健侧胸膜腔的负压，使纵隔向健侧移位，健侧肺也受到一定压缩，严重影响通气功能。当呼气时，纵隔则向反方向移位，这种纵隔移动，称之为纵隔摆动。纵隔摆动引起心脏大血管时而移位，影响静脉血回流，可导致循环功能紊乱。纵隔摆动刺激纵隔及肺门神经丛，可加重或引起休克。残气的对流（亦称气摆动）加重了缺氧：吸气时伤侧肺内的残气亦被吸入健侧肺内，呼气时健侧肺从气管排出部分残气的同时，也有不少残气被送入伤侧肺内，造成残气在两肺间来回流动。这部分残气的二氧化碳含量高，影响气体交换，加重了缺氧。

（三）临床表现与诊断

患者的表现有烦躁不安、呼吸严重困难、脉搏细弱而频数、血压下降等。胸部贯穿伤患者在呼吸时有空气进出伤口的响声，伤侧肺呼吸音消失或减低。

（四）治疗

所有开放性气胸患者，均有可能危及生命，一经发现，必须紧急处理。

（1）立即封闭胸腔伤口，如用纱布填塞伤口，再用胶布固定以使开放性气胸转变为闭合性气胸。但必须防止发生张力性气胸。

（2）立即气管插管进行机械呼吸，在严重损伤时这是最好的治疗方法。在呼吸循环功能紊乱尚未得到纠正或稳定之前，如无其他需要紧急手术的适应证，在气管插管麻醉下施行清创手术，先仔细检查伤口，置入胸腔闭式引流，再关闭胸腔。气管插管麻醉能立即消除纵隔摆动，使肺复张。

（3）应用抗生素防治感染。

三、张力性气胸

闭合性或穿透性损伤均可引起张力性气胸（图 3-5）。

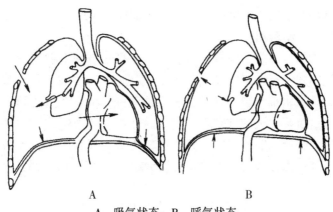

A. 吸气状态；B. 呼气状态。

图 3-5　张力性气胸

（一）病理生理

肺或支气管的创口常由很小的损伤导致。由于裂伤的创口呈单相活瓣，当吸气时空气推开活瓣进入胸腔，呼气时活瓣闭合，因而空气随呼吸持续进入胸腔，胸腔内压力不断增加，肺组织被完全压缩，纵隔被推向健侧，健侧肺亦受挤压，呼吸通气面积减少，但血流仍灌流不张的肺泡产生分流，从而引起严重呼吸功能障碍、低氧血症。这时由于胸内正压使静脉回心血量减少，另外纵隔移位使心脏大血管扭曲，将迅速导致呼吸与循环功能衰竭。

（二）临床表现与诊断

临床诊断一般较容易，伤侧胸壁饱满，肋间隙变平，患者呼吸活动减弱，气管向对侧移位，使空气吸入受阻。叩诊呈鼓音，呼吸音减低或消失。临床表现与体征：患者躁动不安、大汗淋漓、高度呼吸困难、发绀、所有胸颈呼吸肌均参与剧烈动作、脉快而细弱、血压下降并常伴有纵隔及皮下气肿。一旦出现上述症状应立即处理，不应拖延或拍摄胸部 X 光片，若因张力性气胸已出现血压下降，则数分钟后心跳将停止。

注意在应用机械呼吸时可并发张力性气胸。当潮气量正常，而通气压增加伴有中心静脉压升高时，表示存在张力性气胸。

有以下两种情况可使诊断困难。

（1）有严重肺损伤的同时出现严重肺水肿者，或已有纤维化者，肺将无法被压缩，因此，即使出现张力性气胸，仍能闻及呼吸音。

（2）若已有胸膜粘连，仅可产生局限性张力性气胸，这时几乎无法从临床做出诊断。胸部 X 光片见整侧肺压缩，纵隔向对侧移位，横膈平坦圆顶消失。在这种病例中，纵隔移位是重要的诊断依据。

（三）治疗

正确的治疗方法是立即减压，可先放置胸腔闭式引流管，使大量气体得以逸出。如一时无胸腔引流管，则可在第 2 或第 3 肋间锁骨中线，用粗针穿入以排气减压，从而使张力性气胸转变为单纯性气胸。可于穿刺针尾端拴一橡胶指套，其顶部剪一小口，制成活瓣排气。或可将静脉输液用的乳胶管取下，下端放入 100～200 mL 盐水输液瓶内，并于瓶口用胶布固定，以防滑出。

患者经急救处理后，一般情况有所改善。应于局部麻醉下在锁骨中线第 2 或第 3 肋间隙插管，做胸腔闭式引流。漏气停止及肺充分膨胀后 24～48 h 即可拔管。如胸腔闭式引流有重度漏气，呼吸困难改善不显著，肺未能复张，疑有严重的肺裂伤或支气管断裂时，应行开胸探查，修复漏气的破裂口。

有人指出，即使临床判断有误，或置入胸腔闭式引流管后未发现张力性气胸，亦无特殊妨碍。反之，如张力性气胸被误诊或延误治疗，则多导致致命的后果。

第四节 创伤性血胸

一、病因与病理

产生血胸的病因有：①肋骨骨折及其他胸壁损伤，常伴有壁层胸膜撕裂，出血多来自肋间动静脉和胸廓内动静脉，其来源于体循环，压力较高，出血常为持续性，不易自然停止，往往需要开胸手术止血。②肺组织破裂出血。因肺动脉压明显低于体循环压，而且受压萎陷的肺血管通过的循环血量比正常时明显减少，因而肺实质破裂的出血可在短期内自然停止。③胸内血管损伤，心脏或大血管出血，上、下腔静脉和肺动、静脉出血。若出血量多而猛，大多数患者死于现场，少数得以救治。④脊柱骨折，尤其第 4 至第 6 胸椎骨折亦可形成血胸，常在损伤数天后才引起注意。

血胸除产生局部影响外（如对肺的压迫，使纵隔移位），也使健侧肺受压，并影响腔静脉回流。还有失血问题，应注意到胸膜腔能容纳一定量的液体，因此，胸膜腔出血本身不会产生填塞止血作用。当胸腔内迅速积聚大量血液，超过肺、心包和膈肌运动所起的去纤维蛋白作用的负荷时，胸腔内积血发生凝固，形成凝固性血胸。凝血块机化后形成纤维板，可限制肺与胸廓活动，损害呼吸功能。

二、诊断

大量血胸可使呼吸音减弱，叩诊呈浊音，但少量血胸在临床上很难被发现。当积血量少于 200 mL 时，据胸部 X 光片很难做出诊断，尤其卧位时更难，若是少量出血，则在临床上无重要性。在较严重的血胸，如患者取卧位摄片，则不能见到典型的沿胸壁倾斜的胸腔积液现象，仅见损伤侧胸腔呈云雾状高密度影，甚至完全不透光，严重血胸可使纵隔向对侧移位。大量血胸除产生失血性休克外，大量积血还会压迫肺使肺萎陷而引起呼吸、循环功能障碍。

胸部 X 射线摄片有助于诊断，超声波检查可看到积血的多少，对穿刺部位的选择和定位（特别是小量血胸时）均有帮助。若胸腔经穿刺抽出积血即可确诊血胸，但在凝固性血胸时则不易抽出，或抽出的量很少。胸部 CT 检查能帮助进一步明确诊断。

对于早期血胸患者，除明确诊断外，还必须判别胸腔内出血是否停止，有以下情况考虑出血仍在继续。

（1）脉搏加快、血压下降，经输血、补液等抗休克措施不见好转，或情况暂时好转，不久又恶化。

（2）血红蛋白和红细胞进行性持续下降。

（3）放置胸腔闭式引流，每小时引流血量超过 200 mL，持续 3 h 以上，引流液颜色偏红。

三、治疗

对血胸患者予以复苏治疗，恢复血容量和对活动性出血进行止血，及早清除胸膜腔内积血，防治感染；对极少量血胸，仅呈肋膈角变钝者并不需进行治疗，但须严密观察。

对少量血胸可做胸腔穿刺，必要时可重复进行；而多数患者有较大量的血胸，则首先应选择放置胸腔闭式引流。

治疗目的和要求如下：

（1）尽量排净胸腔内的积血，应在损伤后早期血液未凝固或未纤维化时进行。

（2）使被胸腔积血所压缩的肺得到复张。

（3）肺表面或胸壁的中等量出血时，治疗的目的在于使肺膨胀紧贴壁层胸膜而起到压迫止血的效果。

（4）估计失血量。

在腋中线第 7 肋间插入一较大的胸腔闭式引流管，负压吸引。对同时伴有气胸的患者须放置 2 根胸腔闭式引流管。当置入胸腔闭式引流管后，见有大量积血排出，不一定表示在引流时仍在出血，大多数病例当积血排净后，出血多能逐渐停止。如因胸腔内出血造成休克经大量输血后仍无法纠正休克者，或疑有大血管或心脏损伤者，或有持续大量出血者，应立即剖胸探查。尚有学者将初次胸腔穿刺或闭式引流积血超过 1 000 mL，列为紧急开胸的指征之一。但多数学者认为，初次胸腔穿刺或闭式引流积血较多，要提高对胸腔大出血的警惕性，有人认为，更主要是根据伤员的具体情况来判断是否有活动性出血。

如血液已凝固，则无法经胸导管排出，凝固性血胸的病理改变结果是形成纤维胸。因此，及早有效的胸腔闭式引流是预防纤维胸的最好措施。

当大量血胸无法引流时，即有手术取出凝血块的指征，或施行肺胸膜剥离术，这多应用于一侧胸腔的一半或一半以上已有密度增深阴影的患者。

手术应在损伤后 1～2 周内施行，此期的凝血块与肺组织粘连疏松，很容易分离，在胸腔镜下可顺利完成凝血块清除术。若凝血块已有机化，则可用纱布拭子帮助剥离，术后胸腔闭式引流时间应适当延长。

第四章

肺外科疾病

第一节　肺囊肿、肺大疱

广义上来讲，肺囊肿指的是位于正常肺组织内的异常囊腔，含气或不含气。可为先天性或者后天获得性。本节所讨论的肺囊肿是指由先天原因导致、位于肺组织内的异常囊腔。

由先天原因导致、发生于肺部的囊肿，根据胚胎发生的不同又可分为两类：一是属于"肺芽畸形"的先天性肺囊肿，是一种局部肺实质发育异常。它有许多临床和病理学表现，学术界对这一组畸形了解得还不多，对不同囊肿的胚胎学、病理学、病因学及命名仍有争议。其主要指先天性支气管肺囊肿，囊壁结构为支气管组织，根据囊肿数目可分单发和多发两种，根据部位可分为中央型和周围型两种。二是属于支气管肺前肠畸形的支气管囊肿。

一、先天性肺囊肿

（一）流行病学

先天性肺囊肿发病率极低，仅 0.03% 左右。

（二）病因和发病机制

先天性肺囊肿的形成与肺芽发育障碍有关，是部分肺芽在发育过程中发育停滞所致。胚胎时期，由原肠发出肺芽，在胚胎第 4 周开始分枝，左侧 2 枝，右侧 3 枝，成为肺叶的基础。各枝再继续多次分叉，发展成气管树，其远端变大形成肺泡。肺芽在开始是索条状组织，逐渐演变成管状。如果胚胎发育发生障碍，那么索条状结构便不能演变为管状，远端的原始支气管组织则会与近端组织脱离，渐渐形成盲管，使管腔内的分泌物不能排出，而积聚膨胀形成内含黏液的囊肿。根据肺分化发育障碍的时间和部位的不同，形成单发或多发的囊肿。如果肺芽索条状结构在未分枝之前形成囊肿，即成为单发、孤立的肺囊肿；在分枝之后形成囊肿，则形成多发形肺囊肿。有的在一个肺叶或多个肺叶形成蜂窝状的多囊肺。

发生在气管或大支气管分支段的囊肿，多半位于纵隔内；发生在较小支气管者，则位于肺组织内。囊肿形成后未与支气管相通者，囊腔内充满黏液，称为液囊肿或闭合囊肿；若与支气管相通，由于通道较细，囊内黏液一部分排出，同时气体进入囊腔，液体和气体同时存于囊内者，称为气液囊肿；若黏液全部排出、囊内完全被气体充盈者，则称为气囊肿或开放囊肿。

先天性肺囊肿的囊壁厚薄不一，内层由柱状或假复层纤毛上皮细胞组成。囊肿起源的部位决定了囊壁的组成成分：起源于肺泡管近端支气管结构的囊肿含有支气管腺、平滑肌，偶尔有软骨，内覆立方状或纤毛柱状上皮；起源于肺泡管远端的囊肿为薄壁肺泡囊肿或气囊样囊肿。如发生继发感染，则可为扁平上皮所覆盖，部分可为炎性肉芽组织；外层为结缔组织。有的找不到黏液及软骨，但有明确的柱状及假层纤毛上皮细胞等组织结构，这是囊肿发生在接近肺泡的末梢支气管的缘故，故仍诊断为先天性支气管肺囊肿。由于肺囊肿没有呼吸功能，囊壁组织中没有炭末色素沉着，这也是先天性肺囊肿的一个特点。但此特点并无特异性，并不能绝对排除其他疾病所致的继发性囊性病变，如慢性肺脓肿可以只留下内衬面光滑的单房性大囊肿。

（三）临床表现

根据肺囊肿的大小、数目、对邻近脏器的影响程度，有无感染及破裂等并发症的存在，患者表现出不同的症状。较小的闭合性囊肿、无继发感染者，常无症状，多在 X 射线检查时偶尔发现；较大囊肿可压迫周围组织，引起胸痛、咳嗽、呼吸困难。有的小儿患巨大肺囊肿，占满整个一侧胸腔，或因患儿猛烈啼哭，或因外伤使囊肿破裂，形成张力性气胸，则发生严重呼吸困难、发绀。如囊肿继发感染，则出现高热、咳嗽、咳脓痰、咯血等，类似支气管扩张、肺脓肿的症状。查体时，较大含液囊肿，局部叩诊为实音，含气囊肿则为鼓音，听诊呼吸音减弱或消失。

巨大的囊肿与相通的支气管有活瓣作用，形成张力性囊肿时，是肺囊肿的一种并发症，常发生于婴儿期和较早儿童期，症状突然发作，出现喘息、呼吸困难和发绀。张力囊肿与气胸不易鉴别，在引流时肺囊肿不塌陷。

（四）实验室检查和特殊检查

实验室检查常无特异性结果，若合并感染可有白细胞升高。

X 射线检查：不同类型的肺囊肿有不同的 X 射线特征。单发和多发肺囊肿为圆形或卵圆形密度均匀的致密阴影。根据与支气管相通的情况，囊内有气液面或薄壁肺囊阴影，边缘光滑锐利，周围肺组织无浸润现象，深呼吸变换体位时，囊肿的形态及大小可能改变。张力性囊肿，不仅挤压周围肺组织，且压迫纵隔向对侧移位。

（五）诊断和鉴别诊断

诊断主要由病史和影像学检查得出。需鉴别诊断的疾病如下。

1. 肺气疱

婴幼儿在金黄色葡萄球菌所致的肺炎中，因肺的支架结构断裂及支气末端梗阻，出现活瓣作用而在肺内形成透亮囊性阴影时，应考虑为肺气疱。肺气疱的大小及位置可发生变动。肺气疱的囊壁菲薄，边缘稍现模糊，多为单发。疱内极少有液平面，多位于肺的深部，肺炎痊愈后可自行消退。

2. 先天性膈疝

先天性肺囊肿可误诊为肺膈疝，而错误地做开腹探查术，应仔细阅读 X 光片进行鉴别。膈疝在胸片的透亮影，从腹腔到胸腔有连续性；肺囊肿有膈肌相隔，因此并不相连。

胸腹膜裂孔疝，有时在胸片上可见局限性的透亮影，须特别注意鉴别。

3. 结核性净化空洞

结核性净化空洞可为薄壁空洞，形似囊肿。结核空洞多在上叶肺内，空洞周围有结核浸润阴影，邻近常有卫星病灶。

4. 肺脓肿净化空洞

肺脓肿净化空洞多不平整，壁较厚，周围有浸润阴影，多发者少，好发于下叶肺。支气管造影可见支气管有扩张、屈曲、狭窄改变，临床上有发热、咳脓痰、咯血等病史。

5. 隔离肺

隔离肺多在下叶肺后基底段内，为单个或多个圆形或卵圆形囊肿，与支气管相通时可见液平面，X射线表现与肺囊肿基本一致，但其动脉支来自降主动脉，做降主动脉造影可明确诊断。

在此须提及的是，多发性肺囊肿也可见于发育代谢性疾病如肺囊性纤维化，患者肺部有黏稠的分泌物阻塞支气管引起灶性肺不张、阻塞性肺气肿，以及反复的肺部感染并发支气管扩张，从而可导致肺组织发生病理性囊性改变和纤维化。

（六）治疗

肺囊肿易并发感染、出血、肺炎、张力性气胸、胸膜炎等。明确诊断后，不论囊肿大小，都应积极采取外科治疗。有感染者应在控制感染后行手术治疗。

肺切除是手术方式之一，亦可行囊肿切除术，应尽可能保留正常肺组织。较小的单发肺囊肿，可做肺段切除术；靠近肺边缘者，可采用囊肿切除术或楔形切除术。囊肿较大者或多发性囊肿，可做肺叶切除术；多发性囊肿累及全肺时，可做全肺切除术。

（七）预后

手术切除是治疗肺囊肿的唯一办法，预后较好，但对于囊肿巨大的患者，术后肺功能的恢复可能需要一段时间。

二、支气管囊肿

（一）流行病学

先天性支气管囊肿在临床上少见，常无临床症状。

（二）病因和发病机制

支气管囊肿属于支气管肺前肠畸形的范畴，囊肿形成来源于原始前肠的异常发芽，或当其从前肠以憩室状发出后脱离了气管支气管树。支气管囊肿发生在支气管形成之前，故可以生长在纵隔或肺内。支气管囊肿大部分（65%）局限于纵隔内，余下的局限于肺实质（27%）和下肺韧带（8%）。其发生在纵隔者可能很接近隆突、主支气管、气管、食管或心包。如果其阻塞隆突部位将产生严重症状，而且其定位常常很困难，要切开纵隔胸膜并向前牵开才能显露病位。支气管囊肿占全部纵隔肿物的10%～15%，其发病率为1：40 000～1：600。

支气管囊肿的胚胎学发生机制尚未明确，但由肺的生长发育我们可知，呼吸系统是由原肠的一个憩室发展而来的。有些有关支气管囊肿的假设认为，其产生机制是憩室发育不全和原始肺芽从原肠上脱落。因为起源于原肠，所以支气管囊肿可以被覆纤毛柱状（呼吸）上皮或鳞状上皮组织。这两种上皮均具有可分泌黏液的支气管腺体，这可使囊肿内充满高压黏液，压迫组织周围，特别是气管的膜部或支气管，从而引起严重的呼吸道梗阻。支气管囊肿壁内还可能包括局灶性透明软骨和/或平滑肌等，多位于纵隔中部隆突附近。如果囊肿形成于妊娠早期，那么它往往是由异常肺芽形成的中央型囊肿；而形成于妊娠晚期者，则可能形成周围肺实质内的囊肿，并且往往经支气管与外界相交通。

（三）临床表现

从婴幼儿到成人都可以发生支气管囊肿，各家报道的症状不同。大多数患病新生儿表现为威胁生命的呼吸道梗阻，必须紧急手术治疗以挽救生命。稍大的儿童和成人症状较轻，他们往往通过影像学检查偶然发现纵隔肿物形成的支气管阻塞征象而得以诊断。

发生于纵隔的支气管囊肿最常见的主诉是胸痛、咳嗽导致呼吸困难，发热，脓痰，食欲减退和吞咽困难，而病变在纵隔的患者症状更严重些；肺内囊肿的患者中症状常见为咳嗽、发热、呼吸困难和脓痰。两组中咯血均不常见。

支气管囊肿引起的呼吸道梗阻多发生在颈部，这种梗阻易发于婴幼儿且多伴有急性呼吸性症状。横跨膈肌的支气管囊肿或表现为锁骨上肿物的支气管囊肿亦有文献报告。

总之，支气管囊肿好发于1岁以下的幼儿，特别是新生儿，通常引起严重的气道梗阻，造成呼吸困难、呼吸急促、三凹征、鼻翼翕动和末梢肺气肿。在这个年龄组，病变几乎全部发生在纵隔。如果支气管囊肿直到儿童年龄较大时或成人期才得以诊断，往往是因为没有严重的呼吸道压迫，而胸痛、咳嗽、发热和脓痰是最常见的症状。约33%的年龄较大的患者可以完全无症状。

（四）实验室检查和特殊检查

实验室检查无特殊。

影像学检查：支气管囊肿最常表现为密度均匀的水密度阴影。胸片的确诊率为80%～90%，作为首选检查效果很好。目前CT检查是最佳确诊方法，诊断的准确率几乎达100%。CT主要表现为界限清楚的单房或多房性肿块，密度为0～91 Hu。偶尔囊肿内充满气体，提示与支气管有交通。

支气管镜也是支气管囊肿的有效检查手段之一，它可以发现支气管受压。有时发现囊肿与支气管树以瘘管相交通的证据，可以直接发现瘘管或仅看到引流到支气管中的脓性黏液。

如果临床发现怀疑支气管囊肿时应先行胸片检查，之后行胸部CT检查。这些检查几乎可以100%发现病变并显示准确的解剖位置。支气管镜虽不是常规检查，但近1/3的患者可以通过支气管镜发现支气管受压或囊肿-支气管瘘。

（五）诊断和鉴别诊断

诊断主要依靠影像学检查。先天性支气管囊肿误诊率高，易误诊为肺大疱或气胸，国内文献报道为36.6%～91.2%，平均误诊率为47.7%，多为手术切除后才确诊，经病理学检查证实。

（六）治疗

支气管囊肿的治疗一般是开胸手术切除囊肿，胸部 CT 可以准确定位。开胸手术一般采用后外侧切口，隆突下病变一般取右侧开胸切口。通过双腔气管内插管使得患侧肺萎陷，手术暴露更清楚。手术的目的就是尽可能将囊肿彻底切除。但如果囊肿与气管或主支气管膜部严重粘连，或囊肿炎症严重，都可能使手术无法进行或风险增高。在这些情况下，可以打开囊肿切除分泌黏液的内层。因为这样可以使囊肿内部不再因为分泌黏液而膨胀扩张，解决了气道受压的问题。当然，完整切除囊肿是最好的，因为曾有个别报告囊肿会发生恶变。

成人的支气管囊肿可以完全无症状或仅有轻微不适。对成年人较小的无症状支气管囊肿只需定期复查胸片，只有较大的或不断增大的囊肿才进行手术治疗。很多学者也建议可采取囊肿抽吸、囊壁活检、纵隔镜切除或注入引导下硬化剂（如四环素）等方式治疗。有学者报告了利用胸腔镜对成年人的纵隔支气管囊肿实施囊肿引流及囊壁切除手术，发现完全切除要优于单纯囊肿引流，因其可以避免发生恶变。

（七）预后

外科手术是治疗支气管囊肿的唯一方法，预后较好。

三、肺大疱

大疱是由肺泡组织破坏引起的肺实质内充满气体的空腔。

（一）病因和发病机制

1. 概念

（1）气囊（cyst）：是指正常肺组织内的异常含气囊腔，包括先天性和获得性。前者是指先天性细支气管囊肿，由立方呼吸上皮覆盖，而后天性囊肿是薄壁空腔，是肺部破坏后形成的。它们是由小的细支气管活瓣阻塞造成肺部远端扩张，形成一融合腔隙，或者由于支气管壁的炎性坏死，导致相邻肺实质受压，形成一个大的空腔。

（2）小疱（blebs）：是位于脏胸膜与肺实质之间的肺泡外气腔。小疱在脏层胸膜下，由于肺泡破裂引起的胸膜下气体聚集，包裹在脏层胸膜中。气体通过间质进入脏层胸膜薄弱的纤维层中，逐渐扩大形成一个小疱，也可以发生气胸。

典型的小疱发生在肺尖部，小疱可以融合形成大疱。小疱可以是多发的或散在的，弥漫地分布在上肺的表面。

（3）大疱（bullae）：1959 年的 CIBA 专题会对 "bullae" 的定义为肺异常增大的气腔，直径超过 1 cm，胸片上不一定有弧形线与周围肺组织清楚分界。大疱是由肺泡组织破坏引起的肺实质内充满气体的空腔。大疱有纤维壁和由残余的肺泡间隔构成的分隔。随着大疱的发展，囊肿样空腔局限在肺边缘脏层胸膜下。如果打开大疱表面的脏层胸膜，胸膜下的空腔覆盖的不是鳞状细胞，而是破坏的肺实质覆盖，其构成大疱的壁和底；由基底部肺实质来的细小血管完全裸露穿过空腔，索条状结缔组织和裸露的细支气管在大疱内交织在一起，有许多明显的与相邻支气管的细小交通。大疱几乎都是多发，但多局限在一个肺段或肺叶，上叶最常受累。实质内肺大疱可继发于任何类型的肺气肿。

2. 分型

(1) Ⅰ型（大疱的基底肺实质基本正常型）：约占所有肺大疱的20%，特点是分界清楚，常位于肺尖。大疱较大时会压迫周围肺组织，但患者症状相对较少，肺功能接近正常，巨大肺大疱可填充一侧胸腔。

(2) Ⅱ型（大疱伴弥漫性肺气肿或毁损肺）：约占所有肺大疱的80%，是基于弥漫性全肺泡型肺气肿的局部加重，大疱常为多发，双侧，有宽的、延伸植入内的基底，且大小明显不同。其症状不仅与大疱的大小有关，而且与其周围肺气肿的严重程度有关。

综上所述，囊气或肺大疱是用来描述一种气腔性损害，有光滑的薄壁，大小从 $1\ cm^3$ 到占据一侧全部胸腔。如果其腔壁厚度超过 $3\ mm$，则被称为空洞。

3. 病理生理

肺大疱一经形成，则不断扩张，压迫周围肺组织，造成余肺膨胀不良。巨大的肺大疱可占据一个肺叶甚至一侧胸腔，严重影响肺功能。往往由于剧烈咳嗽或运动，肺内压力升高，肺大疱突然破裂，则形成自发性气胸。肺大疱多是逐渐膨胀发展，若为数不多，体积不大，可无任何症状。若在肺气肿基础上，短时间形成巨大肺大疱或多发性肺大疱，则会出现胸闷、咳嗽、气短、呼吸困难等症状，也可诱发或加重肺心病。由于肺大疱的存在导致通气血流比例失调，增加了通气无效腔，随着时间增长，弹性回缩力使大疱周围肺组织进一步收缩而大疱则进一步增大。因此，手术切除肺大疱的疗效是使被压迫的肺组织恢复结构及弹性，而并不是仅仅消除病变所占的空间。

（二）临床表现

较小的单发肺大疱患者可无任何症状，仅能靠X射线检查发现。体积较大或多发的肺大疱患者，有胸闷、气短、呼吸困难等症状。若肺大疱患者突然气急、咳嗽、呼吸困难、发绀、气管向健侧移位，患侧叩诊鼓音，呼吸音降低或消失，多为因肺大疱破裂发生的自发性气胸；肺尖部的大疱或大疱所在的肺组织可与胸顶粘连及粘连撕裂而活动性出血；有时粘连带中有小动脉出血，血管起源于体循环，压力较高，同时由于胸膜腔内为负压，故出血很难自止。出血主要来自粘连带中的血管，并非疱壁破裂所致。如粘连带撕破胸内大血管，则出血情况更为严重，出血量一般在 $1\ 500 \sim 3\ 000\ mL$。曾有报道，肺大疱粘连带破裂累及上腔静脉，在短时间内濒于死亡者，经紧急开胸处理才获救。此种病例往往是在咳嗽、深呼吸或过度用力之后出现一侧胸痛，继而出现进行性加重的呼吸困难和失血的一系列表现。

（三）实验室检查和特殊检查

实验室检查常无特殊。

肺功能检查：单纯肺大疱如与支气管不相通，肺量计测定肺容量在正常范围以内。第1秒用力呼出量（forced expiratory volume in one second，FEV_1）、FEV_1/用力肺活量（forced vital capacity，FVC）、最大自主通气量（maximal voluntary ventilation，MVV）和弥散功能均在正常范围内。

胸部X射线检查是发现肺大疱最有效的方法，表现为病变区透亮度增高，呈圆形或类圆形，疱内不见肺纹理，肺泡壁常表现为纤细的发丝样阴影，系被压缩的肺结缔组织间隔或胸膜所形成。在胸片上常仅见部分肺泡壁。大疱可单发或多发，大小可改变。除大疱外，肺的其他部分可无异常发现，但也可有全小叶性肺气肿或其他表现，如尘肺等。肺大疱有感染时，可出现液平面。

（四）诊断和鉴别诊断

诊断肺大疱，除上述症状、体征外，主要依靠 X 射线检查。其特点是肺透光度增强，见大小不等、数目不一的薄壁空腔，内无肺纹理或有细索条状影。空腔大时可占据一个肺叶或一侧胸腔。占据一侧胸腔者，不易与气胸鉴别。同时有肺气肿者，还具备肺气肿的 X 射线表现。应与气胸和支气管囊肿相鉴别。

（五）治疗

外科手术是肺大疱唯一有效的治疗方法。可行肺大疱切除术或肺切除术。合并肺气肿者经选择可行肺减容术（lung volume reduction surgery，LVRS），详见"肺气肿的外科治疗"。

1. 手术指征

（1）肺大疱存在已久，压迫周围健康肺组织，引起呼吸困难、咳嗽等临床症状者，或发生自发性气胸需行手术治疗者，以及粘连带破裂出血、保守治疗无效者。由于粘连带破裂所导致的出血不易自止，因此，一旦诊断确立而保守治疗效果甚微，应尽早行剖胸手术。

（2）在肺气肿基础上形成的肺大疱不能自行愈合，以后还可能发生自发性气胸，影响心肺功能，或屡发气胸，都应积极考虑手术治疗。

2. 手术方法

手术要点是切除肺大疱，解除对肺组织的压迫，尽量保留健康肺组织。

（六）预后

单纯肺大疱、无肺气肿者手术治疗预后较好，手术可收到满意效果。若为肺气肿基础上形成的肺大疱，施行的手术实际上为肺减容术。

第二节　肺脓肿

一、概述

细菌引起肺实质局限性感染和坏死并有脓腔形成即为肺脓肿。广义上讲，它包括了结核性、真菌性、寄生虫性和细菌性脓腔，感染性肺大疱、肺囊肿和支气管扩张，肺梗死后肺脓肿，以及肺部肿瘤内坏死脓腔和肿瘤阻塞支气管远端发生的肺脓肿。狭义上讲，肺脓肿主要是指源于肺内化脓性感染而产生的脓肿。引起感染的细菌可来源于呼吸道（如误吸），也可能来源于机体他处（如脓毒血症或败血症所致肺部感染的致病菌）。

早在 1936 年抗生素问世以前，Neuhoff 等人报告了他们用外科引流治疗肺脓肿的个人经验，得出结论：大多数严重的肺脓肿病例都需要外科手术处理。他们还强调拖延治疗至并发症威胁患者生命时，急性肺脓肿的严重性才被认识。支持治疗包括维持营养和体位引流等，这些治疗在今天虽然很重要，但是抗生素的问世彻底改变了肺脓肿治疗的思路。

第二次世界大战以来，有效抗生素的出现明显地改变了肺脓肿的自然病程，也显著地降低了外科引流的治疗作用。第二次世界大战前，肺脓肿是一种致死的疾病，患者常常到了病程晚期，中毒症状很重、呈现极度衰竭时，才来找胸外科医师进行引流，治疗结果可想而知。在肺脓肿早期就予外科治疗，则结果显然不同。1942年，一组122例肺脓肿患者在病程早期行开放引流，仅有4例死亡。20世纪40年代后期，临床上开始使用青霉素，许多肺炎经抗生素治疗得到有效控制，肺部感染很少会发展到肺脓肿阶段，需要外科手术处理的肺脓肿病例很少，即便有也是选择性的行肺叶切除，很少行肺脓肿外引流。抗生素、抗代谢药、激素和免疫抑制剂的应用，改变了周围细菌的生态学，无论是非特异性肺脓肿还是原发性肺脓肿，发生率均明显降低。但高龄、机体抗感染能力降低的情况下，机会性感染所致的肺脓肿发生率增加，使机会性肺脓肿的治疗更为困难。

二、病因和发病机制

化脓菌引起的肺脓肿多数因咽喉部感染性物质误吸而致，如牙龈感染或咽喉部感染时，老年患者咳嗽反应受到抑制，感染性分泌物容易被误吸，早年牙科和扁桃体手术后肺脓肿发生率较高。另外，患者在失去知觉的情况下，像酗酒者或全身麻醉状态下以及昏厥、脑血管意外时，患者常处于卧位，特别是仰卧位，感染性分泌物因重力关系可直接流入右主支气管，然后进入到上叶后段和下叶背段，临床上这两个部位均是原发性肺脓肿最常见之处。一旦液化坏死物经引流支气管排出，含有脓液和空气的脓腔——肺脓肿便形成了。最常见的致病菌是厌氧菌，还有甲型和乙型溶血性链球菌、葡萄球菌、非溶血性链球菌、假孢子菌属和大肠杆菌。实际工作中多是未等细菌培养结果出来，就已经开始应用抗生素，因此细菌培养多不能获得阳性致病菌。

肺脓肿的形成需要三个因素：细菌感染、支气管堵塞、机体抗感染能力低下。其病理过程是化脓菌造成肺实质破坏。开始细菌引起肺部感染，支气管阻塞后致使远端肺段发生肺不张和炎变，感染未能得到有效控制，支气管堵塞未能有效解除，引起肺段血管栓塞和破坏，继之产生大面积的肺组织坏死和液化，周围的胸膜肺组织也呈现炎性改变，最终形成脓肿。急性肺脓肿的内壁衬纤维脓性物质，它与周围实变的肺组织混为一体。当病变经过急性阶段后，支气管阻塞未能及时完全解除，引流不畅，感染未彻底控制，肺脓肿可进入慢性阶段。慢性阶段的肺脓肿，其内壁逐渐变成纤维肉芽组织，显微镜下的特点是存在富含脂质的巨噬细胞。以后的病理过程为脓腔内壁衬有低柱状上皮甚至假复层纤毛柱状上皮细胞。到了此阶段，脓肿周围的肺组织产生瘢痕，瘢痕组织收缩并逐渐堵塞脓腔。慢性肺脓肿期间感染反复发作，既有受累肺组织病变又有支气管病变，既有组织破坏又有组织修复，既有急性炎症又有慢性炎症。结果表现为肺组织中产生一界限分明的脓腔，周围肺组织有不同程度的炎变和纤维化。慢性肺脓肿具有明确的特点：肺脓肿最初发生在肺组织的表浅部位；肺脓肿与一个或多个小的支气管相通；脓肿不断向周围蔓延发展，晚期不受肺段和肺叶的限制，可跨段、跨叶形成多个互相沟通的脓腔。

急性期肺脓肿可侵犯周围胸膜表面，引起胸膜炎、胸腔积液或者脓胸。若脓肿穿透胸膜腔，则出现张力性脓气胸。晚期或忽略了的肺脓肿，可破入纵隔、心包或膈下，分别引起化脓性纵隔炎、化脓性心包炎以及膈下感染。

（一）吸入性肺脓肿

误吸是最常见的肺脓肿原因，出现酗酒或药物所致意识丧失时，呕吐最常造成误吸。头部外伤、精神病发作、全身麻醉均是加重误吸发生的因素。某些引起食管梗阻的病变，如贲门失弛缓症、食管狭窄、食管癌或胃食管反流，是产生肺脓肿的次要原因。肺脓肿还可因头部和颈部感染蔓延而致。儿童期的肺脓肿应当考虑有无异物存留造成支气管内梗阻。有人强调体位可引起某些肺段发生肺脓肿，特别是上叶后段和下叶背段，误吸后最容易发生肺脓肿。

（二）肺梗死后脓肿

过去一直认为肺梗死是肺脓肿的最常见原因，现在这种观点已经改变了。似乎上述误吸造成肺脓肿的理论更有道理，因为它是基于解剖学和临床观察而得出的。脓性栓子可产生肺脓肿，栓子可来自不洁流产或前列腺炎所致的盆腔静脉血栓，以及周围化脓性血栓性静脉炎；肝脓肿、化脓性胰腺炎或化脓性腹膜炎后躯体静脉含有感染性的栓子，均可产生肺脓肿。抗生素已经明显地减少了上述的各种感染源，脓性栓子引起肺脓肿的发生率也较过去显著降低。

（三）创伤后肺脓肿

胸部穿透伤或钝性伤偶可发生肺脓肿。创伤后肺内血肿，可因血源性细菌、误吸或肺内异物而发生感染。并非所有存在于肺内的异物都需要摘除，但是肺内异物引起肺脓肿时，不摘除异物肺脓肿就不可能痊愈。非胸部创伤患者长期住院、昏迷、卧床或发生败血症，常常引起肺部并发症，如肺不张、肺炎，有时发生肺脓肿。这种肺脓肿多是医院内获得性细菌感染，治疗起来相当困难，对此应有充分的认识并积极预防。

（四）纵隔或腹腔感染扩散肺脓肿

膈下或纵隔感染引起最常见的肺胸膜腔并发症是脓胸，但是如果胸膜腔有粘连，肺又紧密粘连于邻近的壁胸膜上，膈下感染或纵隔感染可能直接穿透肺组织，形成肺脓肿。此种肺脓肿可继发于阿米巴或化脓性肝脓肿，以及任何原因所致的膈下脓肿。肺脓肿也可继发于纵隔炎，最常见于食管穿孔或破裂。治疗这种类型的肺脓肿，成功的关键在于有效地处理原发疾病。

（五）支气管梗阻肺脓肿

支气管梗阻多由肿瘤和异物所致，少见的原因有支气管内结石、炎性支气管狭窄，这些器质性梗阻造成远侧肺段或叶支气管分泌物引流不畅，继发肺部感染，加重肺不张，可发展成肺脓肿。因为支气管梗阻可能导致肺脓肿，经积极抗生素和支持疗法，肺部局限性反复感染无明显改变时，应行纤维支气管镜检查，除外支气管梗阻。

（六）坏死性肺炎后肺脓肿

金黄色葡萄球菌、Ⅲ型肺炎球菌、铜绿假单胞菌、克雷白杆菌感染都容易造成肺实质坏死，形成肺脓肿。金黄色葡萄球菌感染多为原发性感染灶，特别是在儿童期。肺炎球菌容易致老年患者产生肺脓肿。院内获得性感染，特别是革兰氏阴性菌常发生在严重创伤患者、经历大手术患者，即主要发生在免疫力明显抑制的患者。免疫机制严重抑制及营养状态极差的患者，发生肺炎或肺脓肿后，常很快发生败血症和死亡。

（七）原有肺病变的肺脓肿

原有肺内支气管囊肿或后天性肺大疱，发生继发性感染后，X 光片上也会产生类似"肺脓肿"样改变。若感染前已知原有肺囊肿或肺大疱和（或）胸片上有一界限清楚的气液平面，周围没有明显肺浸润表现，那么应当高度怀疑肺囊肿感染或感染性肺大疱的可能。对此鉴别可在纤维支气管镜下用带有导丝的塑料管进行抽吸，抽出液的检查结果可给诊断带来很大的帮助，同时也作为治疗的一部分。少见的情况是肺隔离症继发感染后产生肺脓肿，肺隔离症形成的肺脓肿对单纯非手术治疗反应很差。

（八）癌性肺脓肿

空洞型肺癌是中年吸烟男性患者最常见的肺脓肿原因，对这种患者应尽早行纤维支气管镜检查，明确诊断后及时手术切除可获得长期存活。

（九）机会性肺脓肿

由于有效的广谱抗生素应用，在化脓性肺炎的阶段即得以控制，因此原发性或称非特异性肺脓肿很少能形成，目前这种类型肺脓肿的发生率明显降低。机会性感染而致的肺脓肿则表现为更为突出的问题。机会性肺脓肿多发生在年幼患者或年迈患者，此类患者的机体对感染缺乏有效的防御能力，或身体其他系统有严重疾病。早产儿、支气管肺炎、先天性发育畸形、手术后、恶病质、存在其他感染或系统性疾病，这些对于早期婴儿来说，都是发生机会性肺脓肿的重要因素。对于老年患者而言，全身系统性疾病、恶性肿瘤（特别是肺部或口咽部的恶性肿瘤）、长期应用激素或免疫抑制剂治疗、放射治疗以及围术期，均构成老年患者机会性肺脓肿发生的基础条件。机会性肺感染呈多发而非单一的肺脓肿，其中绝大多数为医院内的获得性感染。从细菌学上讲，金黄色葡萄球菌仍是机会性肺脓肿最主要的致病菌，其他还有甲型溶血性链球菌、卡他奈瑟菌、肺炎球菌、变形杆菌、大肠杆菌和克雷白杆菌。偶尔长期应用抗生素，从痰中可培养出罕见细菌。机会性肺脓肿发生部位无明显区别，脓肿可出现在肺的任何部位，临床发现右侧肺脓肿多于左侧。

三、临床表现

由于产生肺脓肿的原因不同，因此临床症状的严重程度均不一致。有的肺炎发作后随即出现发热和咳痰，也有误吸后间隔数天或数周后，临床才出现发热和咳痰。肺脓肿患者的痰量多，呈脓性、混有血液，且有恶臭味。若将痰液存于容器内静置，可发现痰液分层，最底层为黄绿色沉淀，中间层为黏液，最表层为泡沫。部分肺脓肿患者可有胸痛，呈持续性胸膜疼痛。在症状的复杂性方面，肺脓肿与其他肺化脓性疾病或感染性空洞性肺病变相比，没有明显的区别。症状典型的患者常有上呼吸道感染的病史，并有发热及感染中毒症状，多有胸痛，咯血少，常见咳脓性痰，有时为腐败性脓痰。痰量可多可少，颜色可有绿色、棕色、灰色或黄色，酱油色痰提示可能患有阿米巴性肺脓肿。婴儿期甚至儿童期葡萄球菌性肺炎，常因毒血症、呼吸困难、发绀和感染中毒性休克而掩盖了肺脓肿的症状和体征。这些可突然发作，也可能因为胸膜下脓肿破裂造成脓气胸，加重肺脓肿的症状。儿童最常见发热、厌食、衰弱等症状。

急性肺脓肿患者，常呈重病容，体温高，心动过速，呼吸增快。呼吸有臭味，受累肺部表面胸壁触诊可能有压痛。叩诊常发现浊音，呼吸音减低，不一定听到啰音。当肺脓肿与支气管相通时，可闻及管性呼吸音，此时还会听到干性及湿性啰音。胸部体征随着脓肿与支气管的状态而发生变化，日日不同，因此需要仔细反复地进行胸部体检。杵状指是许多慢性缺氧性肺部疾病经常存在的体征，肺脓肿患者很明显，在肺脓肿发作后2周就可能出现杵状指，随着治疗肺脓肿痊愈，杵状指也逐渐消退。有的患者可以在胸壁听到血管性杂音。

四、放射学检查

病初胸部 X 射线表现缺乏肺脓肿的特征和气液平面，表现为某部分肺浸润，有或无肺不张。病变可累及一个肺段或多个肺段甚至整个肺叶。一旦肺脓肿与支气管相通，直立位或侧卧位胸片可发现气液平面，这是放射学上肺脓肿的特征性表现。仰卧位或俯卧位，包括断层像，均不能显示气液平面的存在，因此，检查者常常忽视体位对显示病变的影响，未能及时发现病变。肺脓肿的特征为病变周围有肺实质浸润带。薄壁脓肿并有气液平面，提示化脓性肺囊肿或肺大疱合并感染，常伴有胸腔积液、脓胸和脓气胸。腔壁增厚呈结节状提示癌性空洞的可能。此外，肺门或纵隔淋巴结明显增大提示肺癌。偶尔地，肺脓肿与合并有支气管胸膜瘘的脓胸鉴别有一定困难，此时可应用超声波或 CT 检查以帮助鉴别。上消化道造影检查有时用于肺脓肿或反复发作肺炎的患者，上消化道吞钡造影可显示胃食管反流、肿瘤引起的食管梗阻、食管狭窄或贲门失弛缓症，这些疾病均可导致消化道内容物被误吸到呼吸道，从而引发肺炎和肺脓肿，这种情况对于儿童病例尤为重要。

五、鉴别诊断

需要与化脓性肺脓肿相鉴别的有癌性空洞、肺结核空洞、合并支气管胸膜瘘的脓胸、肺囊肿感染、空洞性真菌感染、肺大疱合并感染。由于肺癌的发生率逐年增加，首先要鉴别的是肺癌，特别是中年男性吸烟者。

六、治疗

多年以前，一致的意见是全身支持疗法，包括营养维持、胸部呼吸物理治疗及各种体位引流，是肺脓肿重要且有效的治疗方法。适当的抗生素治疗不仅降低了肺脓肿的发病率，而且改变了肺脓肿的治疗方式和治疗结果。在抗生素问世之前，治疗肺脓肿均采用保守性方法，如前所述的支持疗法和支气管镜方法。保守疗法无效的肺脓肿患者需要进行一期或二期手术治疗，但结果是并发症和死亡率很高，长期随诊表明治疗效果均不满意。积极的肺部灌洗、适当的营养支持、输血补液、注意引起肺脓肿的原因（如口腔卫生、误吸和酒精中毒等）尽管都非常重要，但是抗生素的应用明显地改变了肺脓肿的临床治疗效果，现在肺脓肿很少需要行外引流或肺切除手术。Le Roux 总结的肺脓肿的治疗主要包括：适当地应用抗生素；引流脓液；肺组织发生不可逆损害并持续有症状，或出现威胁生命的大出血时，施行肺切除。外科的治疗用于某些特殊情况，包括内科治疗失败、怀疑存在肺癌，有严重咯血、慢性肺脓肿及肺脓肿的并发症（如脓胸或支气管胸膜瘘）。根据 Rubin 的研究结果，在一般临床工作中，需要外科处理的肺脓肿所占比例少于 15%，若忽略不适当治疗的病例，外科治疗的比例会更高些。成功的内科治疗意味着，经 4～5 周积极抗生素治疗后症状明显减轻，胸片上不留残腔，或仅有直径 2 cm 以下薄壁囊腔。如果经 5 周治疗后仍遗有固定大小的残腔，特别是直径大于 2 cm 的薄壁残腔，且症状持续存在，则需行外科手术切除，否则患者将持续有咯血或感染复发，长期预后很差。经适当抗生素治疗后，遗留有小的薄壁残腔，却无明显症状者，经数周或数月观察，残腔可能完全愈合，就不一定需要外科处理。

诊断慢性肺脓肿时，应进行痰培养和涂片检查以鉴定致病菌，包括需氧菌和厌氧菌。这些可能需要经支气管穿刺抽吸或支气管镜获得确切的致病细菌，以排除口腔细菌污染标本。痰检查还应当包括真菌、抗酸菌和瘤细胞检查。一旦诊断肺脓肿则立即施以广谱抗生素，以后再依细菌培养和药物敏感度结果调整抗生素。一般来讲，抗生素应用后几天至 1 周，临床症状就有明显改善。某些病例可能需要数周甚至月余的抗生素治疗，直到胸部 X 射线上脓肿完全吸收征象出现为止。需要提及的是临床症状改善比 X 射线的表现早出现数日或数周。如果患者临床症状改善，即使有气液平面存在，有或无周围肺组织浸润，也不需要外科处理。

几乎所有肺脓肿患者都需要进行支气管镜检查，支气管镜检查的目的：为细菌培养提供最确切的材料，早期排除支气管梗阻的原因如异物、肉芽肿或肿瘤，可经支气管镜直接抽吸脓液，刺激肺脓肿的支气管内引流。支气管镜检查应用硬管和软管（纤维支气管镜），并要有一定的技巧，避免操作时脓液大量溢入支气管内，突然发生窒息。若患者经治疗后症状无明显改善或放射学上无脓肿吸收的证据，可能需要行多次支气管镜检查。已有在 X 射线透视下经支气管导管进行脓腔引流的报道。纤维支气管镜用于肺脓肿的治疗有逐渐代替外科治疗的趋势，一组 26 例肺脓肿的治疗中，无一例需要外科处理。

经抗生素和支持疗法，一般人群的急性肺脓肿的死亡率明显下降，绝大多数患者可获得治愈。80%～90% 的肺脓肿患者不需要外科处理即可治愈。

Barnet 等认为，内科成功治疗的决定因素在于开始治疗前症状持续的时间和脓腔的大小。根据他们的意见，若开始治疗前症状已出现 12 周，最初脓腔直径超过 4 cm，单纯内科治疗大多不会成功。

外科引流包括内引流和外引流。若患者持续发热超过 10～14 天，治疗 6～8 周后胸片上仍无改善的征象；或出现某些并发症，如咯血、脓胸或支气管胸膜瘘，都需要进行外科引流处理。介入性治疗的进展使得放射科医师在透视下，经皮肤将引流管置入肺脓腔内，获得成功的治疗。临床经验显示经皮穿刺引流一般不会造成脓胸，即使在正压通气辅助呼吸的情况下，也可成功地进行经皮穿刺引流而无并发症。在某些病例的治疗过程中，应考虑早期行经皮穿刺引流，7 岁以下的儿童患者对于保守治疗反应很差，经皮引流应早期进行。同样，巨大肺脓肿也应早期引流。有研究者发现，肺脓肿部位迟早都会接近胸壁，只要选择合适的投照位置，经皮穿刺进行肺脓肿的外引流都会获得成功。

外科胸腔造口是指直接进行肺脓肿引流，是治疗急性肺脓肿的有效方法。在操作过程中有两点需要注意：一是确切定位，可摄正侧位甚至斜位胸片，预先计算好肋骨切口，有疑问时可在皮肤上做出标记；二是术者进行胸腔造口时必须明确脓肿所在的肺组织与其壁层胸膜已经发生粘连，否则可能会发生脓腔的脓液散布于游离的胸膜腔内。一般采取气管内双腔插管全身麻醉，切除5～6 cm长的肋骨，已经发生粘连的胸膜呈灰色增厚不透明，先用注射针进行穿刺抽得脓液确定脓肿的深度和位置，并将抽得的标本送细菌学和病理学检查。电刀切开脓肿表面的肺组织进入脓腔，抽吸和刮除清创，最后置入粗口径的引流管或蘑菇头引流管，连接水封瓶或负压吸引。胸腔引流后，患者的临床症状可有明显、迅速的改善，痰量减少，发热减退，引流量逐渐减少。术后肺漏气常见，随着愈合过程，漏气于数天至2周停止。当患者情况逐渐改善，引流量减少，漏气停止，可停掉负压抽吸，剪短胸管，用敷料包盖，患者可下床活动。胸管可能留置数周，患者可带管出院。出院后还应进行随诊，因为肺脓肿与支气管相通，一般不主张进行胸管灌洗。当患者情况完全改善，胸片表明肺脓肿吸收愈合，可拔除引流管。引流口随时间将逐渐闭合。胸管引流术并非完全没有问题，继发性出血、脓气胸或脑脓肿均可因肺脓肿本身或胸管引流操作所诱发。但是胸管引流对某些危重患者、大的脓肿可能是救命的，经胸管引流的患者晚期发生支气管胸膜瘘病例罕见。

经抗生素治疗，引流或不行引流，大多数急性肺脓肿病例均可获满意的治疗效果。偶尔急性肺脓肿可发展为慢性肺脓肿，脓腔壁增厚，周围的肺组织发生不可逆的病变，临床上，患者出现持续发热、咳嗽和咳痰的症状。导致发生慢性肺脓肿的因素有脓腔引流不畅、支气管梗阻和脓肿穿破到胸膜腔产生脓胸。这种情况需要进行肺切除，多数患者肺叶切除后即获痊愈。其他肺切除的指征有大咯血和反复发生的严重咯血。慢性肺脓肿行肺的楔形切除或肺段切除常产生并发症，因为切除边缘的肺实质常含有病变，术后肺持续漏气和脓胸的发生率较肺叶切除高，临床胸外科医师多不采用。在大多数情况下，肺通气灌注扫描常能确定病变范围，若显示一叶肺完全无功能，则需行肺切除。手术时需要注意，应采取双腔插管麻醉，以防止脓液在手术操作过程中流入对侧或同侧健康的肺叶，若有可能，尽早钳闭患侧支气管。手术中可能发现胸膜增厚并布满增生的血管——肺门处严重粘连，此时先行抽吸减压可使手术操作更为安全。长期慢性炎症使得支气管血管屈曲、增粗，淋巴结肿大致密粘连，不仅粘连到支气管，也粘连至肺动脉及其分支。处理肺门时尤应慎重以免发生大出血。术毕严密止血也是值得注意的问题，手术出血多是来自淋巴结的渗血和小的出血，或是来自粘连面上小的系统动脉出血，而不是肺动脉出血。系统动脉压力高，出血多不容易自行止住。术后胸膜腔引流应充分，至少应放置2根粗口径的引流管，以利余肺的迅速膨胀，阻止肺漏气，确切避免术后脓胸的发生。慢性肺脓肿患者行肺切除不仅能改善患者慢性症状，也有助于防止肺脓肿的复发。

某些肺脓肿对适当治疗无明显反应，也可能原发病实际上是支气管肺癌，肿瘤阻塞了支气管，以致远端发生肺脓肿，或大的肿瘤本身发生缺血性坏死形成癌性空洞。放射学上提示癌性空洞的线索有脓肿壁厚且不规则，脓腔内壁可见到壁内结节。支气管镜检查和毛刷细胞学检查可明确诊断。若经 3～4 周抗生素治疗，脓肿无明显反应，支气管镜检查未能获得肯定的诊断结果，则需行开胸探查。

七、小结

现今原发性吸入性肺脓肿的死亡率与早年结果明显不同，也不同于严重疾病引起的获得性肺脓肿。经有效抗生素治疗后，非特异性肺脓肿的死亡率从 10～15 年前的 25% 左右降低到目前的 5%。与此相反的是机会性肺脓肿（即继发于系统性疾病的肺脓肿），75%～90% 的患者可能死亡，说明机会性肺脓肿死亡率一直很高，反映伴随疾病的重要性以及并发症对于预后的影响作用。及时迅速辨识肺脓肿的存在、尽快地应用有效的抗生素、选择性施行肺切除手术，在某种程度上可能会改变肺脓肿不尽如人意的治疗结果。

第五章

胃、十二指肠疾病

第一节　胃扭转

一、概述

各种原因引起的胃沿其纵轴（贲门与幽门的连线）或横轴（胃大弯和小弯中点的连线）扭转，称胃扭转。胃扭转不常见，其急性型发展迅速，诊断不易，常延误治疗，而其慢性型的症状不典型，也不易及时发现。

（一）病因

新生儿胃扭转是一种先天性畸形，可能与小肠旋转不良有关，使胃脾韧带或胃结肠韧带松弛而致胃固定不良。多数可随婴儿生长发育而自行矫正。

成人胃扭转多数存在解剖学因素，在不同的诱因激发下而致病。胃的正常位置主要依靠食管下端和幽门部的固定，肝胃韧带、胃结肠韧带和胃脾韧带也对胃大、小弯起了一定的固定作用。较大的食管裂孔疝、膈疝、膈膨出以及十二指肠降段外侧腹膜过度松弛，使食管裂孔处的食管下端和幽门部不易固定。此外，胃下垂和胃大、小弯侧的韧带松弛或过长等，均是胃扭转发病的解剖学因素。

急性胃扩张、急性结肠胀气、暴饮暴食、剧烈呕吐和胃的逆蠕动等可以成为胃的位置突然改变的动力，常是促发急性胃扭转的诱因。胃周围的炎症和粘连可牵扯胃壁而使其固定于不正常位置而出现扭转，这些病变常是促发慢性胃扭转的诱因。

（二）分类

1. 按起病的缓慢及其临床表现

胃扭转可分为急性和慢性两型。急性胃扭转具有急腹症的临床表现，而慢性胃扭转的病程较长，症状反复发作。

2. 根据扭转的范围

胃扭转可分为全部扭转和部分扭转两型。全部胃扭转是指除与横膈相贴的胃底部分外整个胃向前向上的扭转。由于胃贲门部具有相对的固定性，胃全部扭转很少超过180°。部分胃扭转是指胃的一个部分发生扭转，通常是胃幽门部，偶可扭转360°。

3. 按扭转的轴心

胃扭转可分为系膜轴扭转和器官轴扭转两型。

（1）系膜轴扭转型：是最常见的类型，胃随着胃大、小弯中点连线的轴心（横轴）发生旋转。多数是幽门沿顺时针方向向上向前向左旋转，有时幽门可达贲门水平。胃的前壁自行折起而后壁则被扭向前。幽门管可因此发生阻塞，贲门也可以有梗阻。右侧结肠常被拉起扭转到左上腹，形成一个急性扭曲而发生梗阻。在少数情况下，胃底部沿逆时钟方向向下向右旋转。但较多的胃系膜轴扭转是慢性和部分型的。

（2）器官轴扭转型：是少见的类型。胃体沿着贲门幽门连线的轴心（纵轴）发生旋转。多数是向前扭转，即胃大弯向上向前扭转，使胃的后壁由下向上翻转到前面，但也偶有向后扭转。贲门和胃底部的位置基本上无变化。

二、诊断

（一）临床表现

急性胃扭转起病较突然，发展迅速，其临床表现与溃疡病急性穿孔、急性胰腺炎、急性肠梗阻等急腹症颇为相似，与急性胃扩张有时不易鉴别。起病时均有骤发的上腹部疼痛，程度剧烈，并牵涉至背部。常伴频繁呕吐和嗳气，呕吐物中不含胆汁。如为胃近端梗阻，则为干呕。此时拟放置胃肠减压管，常不能插入胃内。体检见上腹膨胀而下腹平坦，腹壁柔软，肠鸣音正常。如扭转程度完全，梗阻部位在胃近端，则有上述上腹局限性膨胀、干呕和胃管不能插入的典型表现。如扭转程度较轻，临床表现很不典型。腹部 X 射线平片常可见扩大的胃泡阴影，内充满气体和液体。若不能服下钡剂，胃肠 X 射线检查对急性期诊断意义不大，急性胃扭转常在手术探查时才能明确诊断。

慢性胃扭转多系部分性质，若无梗阻，可无明显症状，或其症状较为轻微，类似溃疡病或慢性胆囊炎等慢性病变。进食后腹胀、恶心、呕吐加重，服制酸药物疼痛不能缓解，以间断发作为特征。部分因贲门扭转而狭窄，患者可出现吞咽困难，或因扭转部位黏膜损伤而出现呕血及黑便等。部分患者可无任何症状，偶尔行胃镜、胃肠钡餐检查或腹部手术而发现。

（二）辅助检查

1. 放置胃管受阻

完全性胃扭转时，胃管放置受阻或无法置入胃内。

2. 上消化道内镜检查

纤维或电子胃镜进镜受阻，胃内解剖关系异常，胃体进镜途径扭曲，有时胃镜下充气可使胃扭转复位。

3. 腹部 X 射线检查

完全性胃扭转时，腹部透视或平片可见左上腹有充满气体和液体的胃泡影，左侧膈肌抬高。胃肠钡餐检查是重要的诊断方法。系膜轴扭转型的 X 射线表现为双峰形胃腔，即胃腔有两个液平面，幽门和贲门处在相近平面。器官轴扭转型的 X 射线表现有胃大小弯倒置、胃底液平面不与胃体相连、胃体扭曲变形、大小弯方向倒置、大弯在小弯之上、幽门和十二指肠球部向下、胃黏膜纹理呈扭曲走行等。

（三）诊断标准

急性胃扭转依据 Brochardt 三联征（早期呕吐，随后干呕；上腹膨隆，下腹平坦；不能置入胃管）和 X 射线钡剂造影可明确诊断。慢性胃扭转可依据临床表现、胃镜和 X 射线钡剂造影明确诊断。

三、治疗

急性胃扭转必须施行手术治疗，否则胃壁血液循环可发生障碍，导致胃壁坏死。急性胃扭转患者一般病情重，多伴有休克、电解质紊乱或酸碱平衡失调，应及时进行全身支持治疗，纠正上述病理生理改变，待全身症状改善后，尽早手术；如能成功地插入胃管，吸出胃内气体和液体，可待急性症状缓解和进一步检查后再考虑手术治疗。在剖开腹腔时，首先看到的大都是横结肠系膜及后面绷紧的胃后壁。由于解剖关系的紊乱以及膨胀的胃壁，外科医师常不易认清其病变情况。此时宜通过胃壁的穿刺将胃内积气和积液抽尽，缝合穿刺处，再进行探查。在胃体复位以后，根据所发现的病理变化，如膈疝、食管裂孔疝、肿瘤、粘连带等，予以切除或修补等处理。对于未能找到有关的病因和病理机制者，可行胃固定术，即将脾下极至胃幽门处的胃结肠韧带和胃脾韧带致密地缝到前腹壁腹膜上，以防扭转再度复发。

部分胃扭转伴有溃疡或葫芦形胃等病变者，可行胃部分切除术，病因处理极为重要。

第二节　消化性溃疡

一、概述

消化性溃疡指穿透至黏膜肌层的胃十二指肠黏膜的局限性损伤，包括胃溃疡与十二指肠溃疡。其因溃疡的形成与胃酸、胃蛋白酶的消化作用有关而得名。其病因与发病机制尚未完全明了，一般认为与胃酸、胃蛋白酶、感染、遗传、体质、环境、饮食、神经精神因素等有关，近十余年来研究证明幽门螺杆菌（Helicobacter pylori，Hp）是消化性溃疡的主要病因。消化性溃疡是人类的常见疾病，在我国 20 世纪 50 年代发病率达到高峰，以男性十二指肠溃疡多见，20 世纪 70 年代以后发病率有下降趋势。

二、诊断及鉴别诊断

（一）病史

（1）长期反复发作的上腹痛，病史可达数月至数年，多有发作与缓解交替的周期性，因溃疡与胃酸刺激有关，故疼痛可呈节律性。胃溃疡多在餐后半小时左右出现，持续 1～2 h。十二指肠溃疡疼痛多在餐后 2～3 h 出现，进食后可缓解。胃溃疡的疼痛部位一般在上腹剑突下正中或偏左，十二指肠溃疡疼痛位于上腹正中或偏右。疼痛性质因个体差异不同可描述为饥饿不适、钝痛、烧灼样疼痛、刺痛等。

（2）可伴有其他消化道症状，如嗳气、反酸、胸骨后灼痛、恶心、呕吐。

（3）频繁的呕吐、腹胀、消瘦等提示球部或幽门部溃疡引起幽门梗阻；溃疡侵蚀基底血管可出现黑便或呕血。

（4）出现剧烈腹痛并有腹膜炎症状往往提示溃疡穿孔。

（二）查体

（1）本病在缓解期多无明显体征，溃疡活动期可在剑突下有固定而局限的压痛。

（2）当溃疡穿孔时大多可迅速引起弥漫性腹膜炎，腹壁呈板样硬，有压痛与反跳痛，肝浊音界消失。

（三）辅助检查

1. 常规检查

（1）幽门螺杆菌检测：Hp 检测已成为消化性溃疡的常规检查项目，检测方法有侵入性和非侵入性两种，侵入性方法为胃镜下取样做快速尿素酶试验、聚合酶链式反应（polymerase chain reaction，PCR）或涂片染色等；非侵入性方法为呼气采样检测，此方法方便、灵敏，常用的有 ^{14}C 或 ^{13}C 呼气试验。

（2）上消化道钡餐：溃疡在 X 射线钡餐时的征象有直接与间接两种。直接征象为龛影，具有确诊价值；间接征象包括局部压痛、大弯侧痉挛切迹、十二指肠激惹、球部变形等，间接征象仅提示有溃疡。

（3）胃镜：胃镜检查可明确溃疡与分期，并可做组织活检与 Hp 检测。内镜下溃疡可分为活动期（activation，A）、愈合期（heal，H）和瘢痕期（scar，S）三种类型。

2. 其他检查

（1）胃液分析：胃溃疡患者胃酸分泌正常或稍低于正常。十二指肠溃疡患者多增高，以夜间及空腹时更明显。但因其检查值与正常人波动范畴有互相重叠，故对诊断溃疡价值不高，目前仅用于促胃液素瘤的辅助诊断。

（2）促胃液素测定：溃疡时血清促胃液素可增高，但诊断意义不大，不列为常规，但可作为促胃液素瘤的诊断依据。

（四）诊断标准

1. 诊断要点

（1）典型的节律性、周期性上腹疼痛，呈慢性过程，少则数年，多则十几年或更长。

（2）大便隐血试验：溃疡活动时可为阳性。

（3）X 射线钡餐检查：龛影为 X 射线诊断溃疡最直接的征象，间接征象为压痛、激惹及胃大弯侧痉挛切迹。

（4）胃镜检查与黏膜活组织检查：可鉴别溃疡的良恶性。胃镜下溃疡多呈圆形或椭圆形，一般小于 2 cm，边缘光滑，底平整，覆有白苔或灰白苔，周围黏膜充血水肿，有时可见皱襞向溃疡集中。

2. 诊治流程

诊治流程见图 5-1。

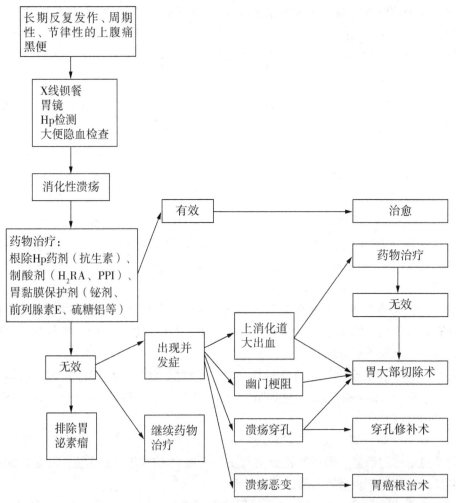

注：H$_2$RA，H$_2$ receptor antagonist，H$_2$ 受体拮抗剂；PPI，proton pump inhibitor，质子泵抑制剂。

图 5-1　胃十二指肠溃疡诊治流程

（五）鉴别诊断

1. 慢性胆囊炎、胆石症

疼痛位于右上腹，常放射至右肩背部，可伴有发热、黄疸等，疼痛与进食油腻食物有关。B超可以作出诊断。

2. 胃癌

胃溃疡在症状上难与胃癌作出鉴别，X射线钡餐检查胃癌的龛影在胃腔内，而胃溃疡的龛影在胃壁内，边缘不整，呈结节状；一般良性溃疡的龛影直径<2 cm。胃镜下组织活检是诊断的主要依据。

3. 功能性消化不良

症状酷似消化性溃疡，多见于年轻女性，X射线钡餐与胃镜无溃疡征象。

4. 促胃液素瘤

促胃液素瘤即佐林格-埃利森（Zollinger-Ellison）综合征，为胰非 B 细胞瘤，可分泌大量促胃液素，使消化道处于高胃酸环境，产生顽固性多发溃疡或异位溃疡，胃大部切除后仍可复发。血清促胃液素测定值>200 ng/L。

三、治疗

消化性溃疡治疗的主要目的是消除症状、愈合溃疡、防止复发和避免并发症。

（一）一般治疗

饮食定时，避免过饱过饥、过热过冷及进食刺激性食物；急性期症状严重时可进流质或半流质。

（二）药物治疗

1. 根除 Hp 治疗

目前尚无单一药物能有效根治 Hp。根除方案一般分为以质子泵抑制剂（PPI）为基础和以胶体铋剂为基础的两类方案。一种 PPI 或一种胶体铋加上克拉霉素、阿莫西林、甲硝唑 3 种抗生素中的 2 种组成三联疗法，疗程为 7 天。若 Hp 根除方案治疗 1～2 周后效果不明显，应考虑继续使用抑制胃酸药物治疗 2～4 周。

2. 抑制胃酸分泌药物

氢氧化铝、氢氧化镁等复方制剂对缓解症状效果较好，仅用于止痛时的辅助治疗。目前临床上常用的是 H_2 受体拮抗剂（H_2RA）与 PPI 两大类。

H_2RA 能与壁细胞 H_2 受体竞争结合，阻断壁细胞的泌酸作用，常用的有两种：一种为西咪替丁，每日剂量 800 mg（400 mg，2 次/天）；另一种为雷尼替丁，每日剂量 300 mg（150 mg，2 次/天）。疗程均为 4～6 周。

3. 胃黏膜保护剂

胃黏膜保护剂有三种，分别为硫糖铝、枸橼酸铋钾和前列腺素类药物（如米索前列醇）。

（三）手术治疗

消化性溃疡随着 H_2RA 与 PPI 的广泛使用以及根除 Hp 治疗措施的普及，需要手术治疗的溃疡病患者已越来越少，约 90% 的十二指肠溃疡及 50% 的胃溃疡患者经内科有效治疗后好转。需手术干预的病例仅限少数并发症患者。手术适应证为：①溃疡急性穿孔；②溃疡大出血；③瘢痕性幽门梗阻；④顽固性溃疡；⑤溃疡癌变。

1. 手术方式

行胃十二指肠溃疡手术的目的是针对胃酸过高而采取相应措施。目前，手术方式主要有两种：一种是胃大部切除术，另一种是迷走神经切断术。

（1）胃大部切除术：为我国目前治疗消化性溃疡最为广泛的手术方式，切除范围包括胃体大部、胃窦、幽门和部分十二指肠球部，占全胃的 2/3～3/4，从而达到抑酸的效果（图 5-2）。切除胃大部后的胃肠道吻合方法常用的是毕罗Ⅰ式和毕罗Ⅱ式。

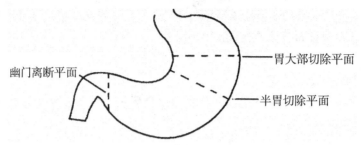

幽门离断平面

胃大部切除平面

半胃切除平面

图 5-2　胃切除范围标志

A. 毕罗Ⅰ式：特点是胃大部切除以后将残胃与十二指肠断端进行吻合。这种吻合方式接近正常生理状态，术后并发症较少，且胆汁反流不多于幽门成形术，近年来多主张在条件允许时采用此种吻合方式（图 5-3）。

B. 毕罗Ⅱ式：特点是胃大部切除后将十二指肠残端关闭，将胃残端与空肠上端吻合。其优点是可切除足够体积的胃而不致吻合口张力过大。同时，即使十二指肠溃疡不能切除也可因溃疡旷置而愈合（图 5-4）。

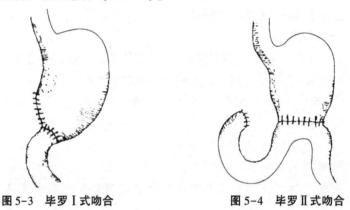

图 5-3　毕罗Ⅰ式吻合　　　　　图 5-4　毕罗Ⅱ式吻合

（2）迷走神经切断术：迷走神经切断后胃酸的神经分泌相消失，体液相受到抵制，胃酸分泌减少，从而达到治愈溃疡的目的。

A. 迷走神经干切断术：约在食管裂孔水平，将左右两支腹迷走神经干分离后切除 5～6 cm，以免再生。根据情况，再行胃空肠吻合或幽门成形术。由于腹迷走神经干尚有管理肝、胆、胰、肠的分支，若均遭到不必要的切断，则会造成上述器官功能紊乱。胃张力及蠕动随之减退，胃排空迟缓，胃内容物潴留，故需加做幽门成形术。此外可产生顽固性腹泻，可能与食物长期潴留、腐败引起肠炎有关。迷走神经干切断术因缺点多，目前临床上很少应用。

B. 选择性迷走神经切断术：将胃左迷走神经分离清楚，在肝支下切断，然后分离胃右迷走神经，切断其腹腔支，从而避免发生其他器官功能紊乱。为了解决胃潴留问题，则需加行胃引流术，常用的引流术有幽门成形术、胃窦部或半胃切除，再行胃十二指肠或胃空肠吻合术。

C. 选择性胃迷走神经切断术：是迷走神经切断术的一大改进，目前在国内外广泛应用。但此法也存在不少问题，如由于迷走神经解剖上的变异，切断的迷走神经有可能再生，从而导致溃疡复发。加行胃窦部或半胃切除时，虽然更能减少胃酸分泌，但也带来了胃切除术后出现各种并发症的隐患。因此该术式亦非理想。

D. 高选择性胃迷走神经切断术：此法仅切断胃近端支配胃体、胃底的壁细胞的迷走神经，而保留胃窦部的迷走神经，因而也称为胃壁细胞迷走神经切断术或近端胃迷走神经切断术。手术时在距幽门5～7 cm的胃小弯处，可以看到沿胃小弯下行的胃迷走神经前支入胃窦部的扇状终末支（"鸦爪"征）作为定位标志，将食管下端5～7 cm范围内进入胃底、胃体的迷走神经一一切断，保留进入胃窦部的扇状终末支。

高选择性胃迷走神经切断术的优点在于消除了神经性胃酸分泌，也消除了引起溃疡病复发的主要因素；保留了胃窦部的张力和蠕动，无须附加引流术；保留了幽门括约肌的功能，减少胆汁反流和倾倒综合征的发生；保留了胃的正常容积，不影响进食量；手术简单安全。

2. 并发症

（1）术后胃出血：胃大部切除术后，一般在24 h以内，从胃管引流出少量暗红色或咖啡色血性内容物，其多为术中残留胃内的血液或胃肠吻合创伤面的少量渗出。如短期内自胃管引流出较大量的血液，尤其是鲜血，甚至呕血、黑便或出现出血性休克，是因切端或吻合口有小血管结扎、缝合不彻底所致。术后4～6天出血，多因缝合过紧，吻合口黏膜坏死脱落引起；严重的早期出血，如量大，甚至发生休克，需要果断再次探查止血。

（2）十二指肠残端破裂：是胃大部切除术毕罗Ⅱ式中最严重的并发症，死亡率很高，约15%。多由处理十二指肠球部时损伤浆肌层或血液循环，或残端缝合过紧或过松引起。输入空肠襻梗阻亦可致残端破裂。一般多发生在术后4～7天。表现为右上腹突然发生剧烈疼痛，局部或全腹有明显压痛、反跳痛、腹肌紧张等腹膜炎症状。腹穿可抽出胆汁样液体。预防方法是：要妥善缝合十二指肠残端，残端缝合有困难者，可插管至十二指肠腔内做造瘘术，外覆盖大网膜。溃疡病灶切除困难者，选择病灶旷置胃大部切除术式，避免十二指肠残端破裂。一旦发生残端破裂，修补难以成功，应行引流术，在十二指肠残端处放置双腔套管持续负压吸引，同时也要引流残端周围腹腔。以静脉营养法或空肠造瘘来进行营养支持。

（3）胃肠吻合口破裂或瘘：多发生在术后5～7天，如在术后1～2天内发生，则可能是吻合技术的问题。一般原因有缝合不当、吻合口存在张力、局部组织水肿或低蛋白血症等所致组织愈合不良。胃肠吻合口破裂常引起严重的腹膜炎，需及时手术进行修补，术后要保持可靠的胃肠减压，加强营养支持。

（4）吻合口梗阻：发生率为1%～5%，主要表现为进食后上腹胀痛、呕吐，呕吐物为食物，多无胆汁。梗阻多因手术时吻合口过小，或缝合时胃肠壁内翻过多，或吻合口黏膜炎症水肿所致。前两种原因造成的梗阻多为持续性的，不能自行好转。需再次手术扩大吻合口或重新做胃空肠吻合。黏膜炎症水肿造成的梗阻为暂时性的，经过适当的非手术治疗症状可自行消失。梗阻性质一时不易确诊，先采用非手术疗法，暂时停止进食，行胃肠减压、静脉输液，保持水电解质平衡和营养；若因黏膜炎症水肿引起的梗阻，往往数日内即可改善。经两周非手术治疗仍有进食后腹胀、呕吐现象,应考虑手术治疗。

(5)输入空肠襻梗阻:在行毕罗Ⅱ式手术后,如输入空肠襻在吻合处形成锐角或输入空肠襻过长发生曲折,使输入空肠襻内的胆汁、胰液、肠液等不易排出,将在空肠内发生潴留而形成梗阻。输入空肠段内的液体潴留到一定量时,强烈的肠蠕动克服一时性的梗阻,将潴留物大量排入残胃内,引起恶心、呕吐。表现为进食后 15~30 min,上腹饱胀,轻者恶心,重者呕吐,呕吐物主要是胆汁,一般不含食物,呕吐后患者感觉症状减轻而舒适。多数患者术后数周症状逐渐减轻而自愈,少数症状严重持续不减轻者需手术治疗,行输入和输出空肠襻之间侧侧吻合术。

在结肠前近端空肠对胃小弯的术式,如近端空肠过短,肠系膜牵拉过紧,形成索带压迫近端空肠,使被压迫的十二指肠和空肠成两端闭合肠襻,且可影响肠壁的血运,而发生坏死。有时过长的输入空肠襻,穿过空肠系膜与横结肠之间的孔隙,形成内疝,也可发生绞窄。主要表现为上腹部疼痛、呕吐,呕吐物不含胆汁,有时偏右上腹可触及包块。这一类梗阻容易发展成绞窄,应及早手术治疗。

(6)输出空肠襻梗阻:输出空肠襻梗阻多为大网膜炎性包块压迫或肠襻粘连成锐角所致。在结肠后吻合时,横结肠系膜的孔未固定在残胃壁上,而因束着空肠造成梗阻。主要表现为呕吐,呕吐物为食物和胆汁。确诊应借助于钡餐检查,以示梗阻的部位。症状严重而持续,应手术治疗以解除梗阻。

(7)倾倒综合征:倾倒综合征是胃大部切除术后比较常见的并发症。在毕罗Ⅱ式手术的吻合法中发生概率更高。根据症状在术后和进食后发生的时间,临床上将倾倒综合征分为早期倾倒综合征和晚期倾倒综合征两类。这两种表现不同、性质各异的倾倒综合征若同时存在,可致临床表现混淆不清。

A.早期倾倒综合征:表现为进食后上腹胀闷、心悸、出汗、头晕、呕吐及肠鸣、腹泻等。患者面色苍白、脉搏加速、血压稍增高。上述症状经平卧 30~45 min 即可自行好转消失,如患者平卧位进食则往往不发生倾倒症状。症状的发生与食物的性质和量有关,进甜食及牛奶易引起症状,过量进食往往引起症状发作。原因尚不十分清楚,但根据临床表现,一般认为早期倾倒综合征的原因有两种:一是残胃缺乏固定,进食过量后,胃肠韧带或系膜受到牵拉,因而刺激腹腔神经丛引起症状,即所谓机械因素;二是大量高渗食物进入空肠后,在短期内可以吸收大量的液体,致使血容量减少,即渗透压改变因素。

B.晚期倾倒综合征:性质与早期综合征不同,一般都发生在手术后半年左右,而多在食后 2~3 h 发作,表现为无力、出汗、饥饿感、嗜睡、眩晕等。发生的原因是食物过快地进入空肠内,葡萄糖迅速被吸收,血糖过度升高,刺激胰腺产生过多胰岛素,而继发产生低血糖现象,故又称低血糖综合征。

为了预防倾倒综合征的发生,手术时胃切除不要过多,残胃适当固定,胃肠吻合口不要太大。术后早期应少食多餐,使胃肠逐渐适应。一旦出现症状,多数患者经调节饮食,症状可逐渐减轻或消失。极少数患者症状严重而经非手术治疗持续多年不改善者,可考虑再次手术治疗,行胃肠吻合口缩小术,或毕罗Ⅱ改为毕罗Ⅰ式,或行空肠代胃、空肠、十二指肠吻合术。

（8）吻合口溃疡：吻合口溃疡是胃大部切除术后常见的远期并发症。多数发生在十二指肠溃疡术后。吻合口溃疡的原因与原发溃疡相似，80%～90%的吻合口溃疡者存在胃酸过高现象。症状与原发溃疡病相似，但疼痛的规律性不明显，在上腹吻合口部位有压痛。吻合口溃疡一旦形成，发生并发症机会甚多，如出血、穿孔。预防措施：避免做单纯胃空肠吻合；胃大部切除时胃切除要足够，应争取做胃十二指肠吻合。吻合口溃疡一般主张采用手术治疗，手术方法是再次行胃大部切除或同时做迷走神经切断术。

（9）碱性反流性胃炎：碱性反流性胃炎常发生于毕罗Ⅱ式胃大部切除术后1～2年。由于胆汁、胰液反流，胆盐破坏了胃黏膜对氢离子的屏障作用，使胃液中的氢离子逆流弥散于胃黏膜细胞内，从而引起胃黏膜炎症、糜烂，甚至形成溃疡。表现为上腹部持续性烧灼痛，进食后症状加重，抗酸药物服后无效；胆汁性呕吐，呕吐后症状不减轻；胃液分析胃酸缺乏；食欲差，体重减轻，因长期少量出血而导致贫血。这一并发症非手术治疗效果不佳。症状严重应考虑手术治疗。手术可改行 Roux-en-Y 吻合，以免胆汁反流入残胃内，同时加做迷走神经切断术以防术后吻合口溃疡的发生。

（10）营养障碍：胃是容纳食物并进行机械的和化学的消化场所。食物因胃的运动而与酸性胃液混合成食糜，其蛋白质也在酸性基质中经胃蛋白酶进行消化，食物中的铁质也在胃内转变为亚铁状态以便吸收。当胃大部切除术后，少数患者可能出现消瘦、贫血等营养障碍。

四、预后

十二指肠溃疡在迷走神经切断+胃窦切除后的复发率为0.8%，比其他术式显著降低，是其主要优点，特别是对有严重溃疡体质而耐受力好的患者。少数病例术后复发，主要是因迷走神经切断术做得不完全或者是促胃液素瘤所致。

十二指肠溃疡在迷走神经切断+胃引流术后的平均复发率为8%左右，最高可达28%，是其主要缺点。用高选择性迷走神经切断术治疗十二指肠溃疡的复发率为5%～10%。十二指肠溃疡行胃大部切除术而不加做迷走神经切断术者的复发率为5%～6%，术后并发症较多。用简单的胃空肠吻合术来治疗十二指肠溃疡现已废弃，因复发率可达40%。

胃溃疡做单纯胃窦切除的复发率约为2%。如有复合溃疡，应做胃大部切除。

随着 PPI 的广泛应用，溃疡复发率已较20世纪六七十年代明显减少并可得到控制。

第三节　应激性溃疡

一、概述

严重创伤、大手术、感染、休克等应激情况下可继发胃十二指肠黏膜糜烂、溃疡，乃至大出血，因其表现不同于常见的消化性胃十二指肠溃疡，故命名为应激性溃疡。由不同应激因素引起的溃疡又有不同的命名，如继发于烧伤者称之为柯林（Curling）溃疡，由中枢神经系统病损引起者称之为库欣（Cushing）溃疡。

（一）发病机制

应激性溃疡的发生是机体神经内分泌功能失调、胃黏膜自身保护功能削弱和胃黏膜损伤作用相对增强等因素综合作用的结果。

1. 神经内分泌功能失调

下丘脑是应激时神经内分泌的整合中枢，破坏下丘脑外侧区和海马两侧可加重实验性应激性溃疡，说明应激状态下下丘脑外侧区和海马两侧可能通过某种机制保护胃黏膜而减少应激性溃疡的发生。实验研究也证实中枢内去甲肾上腺素、乙酰胆碱和 5-羟色胺介导下丘脑室旁核参与实验性应激性溃疡的发生。由于中枢去甲肾上腺素的作用有赖于正常的血浆皮质激素和甲状腺素水平，切除肾上腺和甲状腺可部分抑制电刺激室旁核所加重的实验性应激性溃疡的效应。切除迷走神经和交感神经后，电刺激下丘脑外侧区和室旁核所加重的应激性溃疡的效应受到抑制。

已证实广泛存在于下丘脑的促甲状腺素释放激素（thyrotropin-releasing hormone，TRH）参与应激性溃疡的发生，其机制可能通过副交感神经介导而促进胃酸与胃蛋白酶原分泌，增强胃平滑肌收缩。中枢多巴胺、5-羟色胺和肾上腺素均参与这一机制。此外，尚有多种中枢神经肽，如神经降压素、铃蟾肽、生长抑素、降钙素、β内啡肽等通过自主神经系统及垂体-肾上腺轴而作用于胃肠靶器官，引起后者的病理生理改变，最终导致应激性溃疡的发生，特别要强调的是应激状态下迷走神经高度兴奋在其中的重要意义。

2. 胃黏膜自身保护功能削弱

正常的胃黏膜保护功能由下列三方面组成：①胃黏液屏障。胃黏膜分泌稠厚黏液紧贴于胃黏膜表面，形成黏液屏障，由于其分子结构特殊，其内水分静止，H^+ 和胃蛋白酶在其中扩散速度极慢，因此该黏液屏障能在胃黏膜上皮细胞层与胃腔间维持恒定的 pH 梯度。②胃黏膜屏障。胃黏膜上皮细胞的腔面细胞膜由脂蛋白构成，胃腔内的 H^+ 不能逆行扩散至细胞内。胃黏膜上皮细胞间的连接非常紧密，H^+ 也不能由此进入细胞内，胃黏膜上皮迁移、增殖修复功能更是胃黏膜的重要保护机制。③HCO_3^- 的中和作用。胃黏膜细胞内的大量碳酸酐酶能将细胞内氧化代谢产生的以及来自血液中的 CO_2 与 H_2O 结合成 H_2CO_3，H_2CO_3 离解成 HCO_3^- 和 H^+，位于黏液层和上皮细胞内的 HCO_3^- 可以中和少量进入的 H^+。

应激状态下黏液屏障障碍表现为黏液分泌量降低，黏液氨基己糖及保护性巯基物质含量减少，对胃腔内各种氧化物等有害物质的缓冲能力由此降低，黏膜电位差下降，胃腔内 H^+ 反流增加，黏膜内微环境改变，促进了黏膜上皮的破坏。应激状态使黏膜上皮增殖受抑，因为肥大细胞释出的肝素和组胺可抑制上皮细胞的 DNA 聚合酶以及降低上皮细胞的有丝分裂活性。

尤其在低血压和低灌流情况下，胃缺血是应激性溃疡的主要诱因，缺血可影响胃黏膜的能量代谢，ATP 与高能磷酸值下降，削弱了胃黏膜的屏障功能，血流量不足也可导致 H^+ 在细胞中积蓄，加重了黏膜内酸中毒。胃黏膜微循环障碍使微血管通透性增加，这与肥大细胞脱颗粒释出组胺、白三烯等炎性介质的作用有关。

3. 胃黏膜损伤作用相对增强

应激状态使胃黏膜局部许多炎性介质含量明显增加，其中脂氧化物含量随应激时间的延长而升高，具保护作用的巯基化合物含量反见降低，黄嘌呤脱氢酶大量转换为黄嘌呤氧化酶，自由基因之产生增加，这些炎性介质和自由基均可加重黏膜的损害。

应激状态使胃十二指肠本身出现动力障碍，表现为胃肠平滑肌收缩的幅度增加、时间延长和频率加快，加重了胃黏膜缺血。十二指肠胃反流更使胆汁中的卵磷脂物质在胃腔内积聚，黏膜屏障受到破坏。在多数应激状态下，胃酸分泌呈受抑现象，但由于黏膜屏障功能削弱和局部损害作用增强，实际反流入黏膜内的 H^+ 总量增加，使黏膜内 pH 明显降低，其降低程度与胃黏膜损害程度呈正相关。H^+ 不断逆行扩散至细胞内，结果黏膜细胞呈现酸中毒，细胞内溶酶体裂解，释出溶酶，细胞自溶、破坏而死亡，加上能量不足，DNA 合成受损，细胞无法增殖修复，形成溃疡。

（二）病理

根据诱发原因的不同，应激性溃疡可分为下述三类：①Curling 溃疡，多见于大面积深度烧伤后。溃疡多发生在烧伤后数日内，多位于胃底，多发和表浅。溃疡少数可发生在烧伤康复期，多位于十二指肠。②Cushing 溃疡，常因颅脑外伤、脑血管意外时颅内压增高直接刺激迷走神经核而致胃酸分泌亢进所引起。溃疡常呈弥漫性，位于胃上部和食管，一般较深且呈穿透性，可造成穿孔。③常见型应激性溃疡，多见于严重创伤、大手术、感染和休克后，也可发生在器官衰竭、心脏病、肝硬化和癌肿等危重患者。病变可弥散于胃底、胃体含壁细胞的泌酸部位，革兰氏阴性菌败血症引起的常表现为胃黏膜广泛糜烂、出血和食管、胃、十二指肠溃疡。

病理肉眼所见：胃黏膜均呈苍白，有散在的红色瘀点，严重的有糜烂，甚或溃疡形成。镜检可见多处上皮细胞破坏或整片脱落。一般在应激情况 4～48 h 后整个胃黏膜有直径 1～2 mm 的糜烂，伴局限性出血和凝固性坏死。如病情继续恶化，糜烂灶相互融合扩大，全层黏膜脱落，形成溃疡，有深有浅，如涉及血管，破裂后即引起大出血。

二、诊断

应激性溃疡无特异性症状，有时突发大出血，来势凶猛，有时呈间歇性发作。出血时不伴疼痛。除烧伤康复期外，应激性溃疡只有在应激和病情危重时才发生，属急性病变，溃疡常呈多发，要排除原有慢性胃十二指肠溃疡急性发作的情况。在危重患者突发上消化道出血时首先要考虑本病的存在。胃镜检查可以确诊。要注意应激性溃疡患者不一定都伴有高胃酸分泌。

三、治疗

（一）胃管引流和冲洗

放置鼻胃管，抽吸胃液，清除胃内潴留的胃液和胆汁，以免加重对黏膜的侵蚀，并用 5～10 L 等渗冷盐水冲洗。清除积血和胃液后，胃腔内可灌入硫糖铝 6～12 g，根据病情使用频率可从每 2 h 一次至一日 4 次不等。长期应用可致胃黏膜缺血的药物（如去甲肾上腺素）和冰水灌注是有害的，会加重黏膜缺血。可试用一两次，即在 250 mL 冰盐水中加入去甲肾上腺素 8 mg。

（二）药物治疗

除局部使用外，还可全身给予奥美拉唑每日 40 mg 或雷尼替丁每日 400 mg，共 5 天，生长抑素可抑制胃酸分泌，减少门静脉和胃肠血流。可肌内注射八肽生长抑素 0.1 mg，每 8 h 一次，也可胃管内灌入，均有止血作用。

（三）手术治疗

药物止血无效时，可予经胃镜下电凝或激光凝固、选择性动脉造影和垂体后叶素（动脉内每分钟注入 0.2 U）灌注，有时可获得直接止血的作用，为后继的治疗赢得时间。若出血仍无法控制且量大，最后只能考虑手术治疗。手术术式以切除所有出血病灶为原则，全胃切除术效果好，但死亡率高，可选用迷走神经切断和部分胃切除术。若患者不能耐受较大手术，可对明显出血的病变进行简单的结扎缝合术，或行结扎胃周血管的断流术，即结扎胃左、右动脉和胃网膜左、右动脉，但必须保留胃短动脉的血供。

四、预防

预防重于治疗，应激性溃疡不仅是胃肠功能障碍的一种表现，同时也提示存在全身微循环灌注不良和氧供不足的现象，预防措施应从全身和局部两方面同时着手。

（一）全身性措施

积极去除应激因素，治疗原发病，纠正供氧不足，改善血流灌注，维持水、电解质和酸碱平衡，这些极为重要，也是首要措施。

早期进食可促进胃黏液分泌，中和腔内胃酸，促进黏膜上皮增殖和修复，对于不能进食者可予管饲。营养支持也很重要。

（二）局部措施

对胃肠功能障碍伴胃内潴留者应给予鼻胃管减压，抑酸剂或抗酸剂的应用有一定的预防作用。如给雷尼替丁 150 mg 静注或奥美拉唑 40 mg 口服或胃内灌入可明显减少出血的发生。现一致公认 H_2RA 能明显升高胃酸 pH 和降低应激性溃疡的发生率。但抑制胃酸药物的应用并非必要，因为应激时胃酸分泌并不增加，其病变主要是胃黏膜缺血、黏膜屏障障碍和 H^+ 反流。推荐应用硫糖铝，硫糖铝能与胃蛋白酶络合，抑制该酶分解蛋白质，与胃黏膜的蛋白质络合形成保护膜，阻止胃酸、胃蛋白酶和胆汁的渗透与侵蚀，它不影响胃液的 pH，没有导致细菌过度繁殖和医源性肺炎发生率增加的危险。可予硫糖铝 6 g，分次自胃管内灌入，其预防作用与 H_2RA 相当。

小剂量糖皮质激素可改善胃黏膜微循环，稳定细胞膜。还原性谷胱甘肽、别嘌呤醇、超氧化物歧化酶（superoxide dismutase，SOD）、普萘洛尔、可乐定、钙通道阻滞剂等均被证实有预防作用。

第四节　胃癌

一、病因

胃癌病因和发病机制尚未阐明，研究资料表明胃癌的发生是多因素综合作用的结果。目前认为下列因素与胃癌的发生有关。

（一）环境因素

不同国家与地区发病率有明显差别，胃癌高发区向低发区的第1代移民胃癌发生率与本土居民相似，第2代即有明显下降，第3代胃癌的发生率则与当地居民相似。这提示胃癌的发病与环境因素有关，其中最主要的是饮食因素。在人类，胃液中亚硝胺前体亚硝酸盐的含量与胃癌的患病率明显相关，可通过损伤 DNA 发生致癌作用。流行病学调查证实饮水中亚硝酸盐含量高的地区胃癌发病率高；腌制蔬菜、鱼、肉含有大量硝酸盐和亚硝酸盐；萎缩性胃炎胃酸过低的情况下，硝酸盐受胃内细菌硝酸盐还原酶的作用而形成亚硝酸盐类物质。

食物中还可能含有某些致癌物质或癌前物质，在体内通过代谢或胃内菌群的作用转化为致癌物质。如油煎食物在加热过程中产生的某些多环碳氢化合物；熏制的鱼肉含有较多的 3，4-苯并芘；发霉的食物含有较多的真菌毒素，可与 N-亚硝基化合物起协同致癌作用；大米加工后外覆的滑石粉，化学性质与结构都与石棉纤维相似。上述物质均被认为有致癌作用。

饮酒在胃癌发病中的作用尚未有定论，而高盐饮食、吸烟、低蛋白饮食、较少进食新鲜的蔬菜与水果则可能增加患胃癌的危险性。一些抗氧化的维生素（如维生素 A、维生素 C、维生素 E）、β-胡萝卜素，以及绿茶中的茶多酚均有一定的防癌作用。水土中某些元素含量和比例的异常可能亦与胃癌发生有关。

此外，有研究提示，某些职业与胃癌的发病相关。开采煤炭、锡矿，木材加工，金属制造（尤其是钢铁），橡胶处理等会增加患胃癌的风险。这可能与暴露在工作环境中的灰尘颗粒损伤胃黏膜，或吸收、转运致癌物质（如 N-亚硝基化合物）到胃内有关。

（二）感染因素

（1）幽门螺杆菌（Hp）感染：与胃癌发病相关，已被 WHO 列为 I 类致癌物。流行病学调查表明胃癌发病率与 Hp 感染率正相关，胃癌高发区的 Hp 感染年龄提前。Hp 感染的致癌机制复杂：①可能通过引起炎症反应，继而产生基因毒性作用。多数学者认为，Hp 感染主要作用于慢性活动性胃炎，慢性萎缩性胃炎-肠组织转化的癌变起始阶段，使胃体壁细胞泌酸减少，有利于胃内细菌繁殖和亚硝基化合物形成；同时，细胞毒素及炎症反应激活细胞因子、氧自由基、NO 释放，造成 DNA 损伤、基因突变也可能成为主要原因。②Hp 感染诱导胃黏膜上皮细胞凋亡和增殖失衡，促进癌变发生。③Hp 感染导致胃内抗坏血酸明显减少，削弱其清除亚硝酸盐、氧自由基的作用。

（2）EB 病毒感染：大约10%的胃癌患者的癌细胞中，存在 EB 病毒感染，在癌旁组织中可检出 EB 病毒基因组。据报道，EB 病毒感染在美国和德国发生率最高（16%～18%），在中国最低（3.1%），分布无地域性；它与未分化胃癌尤其是淋巴上皮样癌关系密切，在组织学上类似于鼻咽部恶性肿瘤，病理类型多样，淋巴结转移较少；在这些患者中，Hp 感染率较低。

（三）遗传因素

胃癌发病有家族聚集倾向，患者家属胃癌发病率高于一般人 2～4 倍。不同 ABO 血型的人群胃癌的发病率可能有差异，不同种族间也有差异，均提示有遗传因素存在。较多学者认为某些遗传因素使易感者在同样的环境条件下更易患癌。

（四）基因调控

正常情况下胃黏膜细胞增殖与凋亡受到癌基因、抑癌基因、生长因子及其受体、细胞黏附因子及 DNA 修复基因等的调控。近 20 年来，随着细胞分子生物学的研究与进展，对胃癌的癌变过程进行了大量研究，现已明确的癌基因有 *ras*、*met*、*c-myc*、*erb-B2*、*akt-2* 等。如 *ras*、*met* 基因过量表达发生于癌变早期；*met*、*erb-B2* 等扩增与肿瘤快速生长、淋巴结转移有关；抑癌基因在细胞增殖分化中起稳定作用，*p53*、*p16*、$nm^2 3$、*APC* 等抑癌基因的失活或突变可能与胃癌的发生和转移有关。同时，还发现不少调节肽（如表皮生长因子、转化生长因子、胰岛素样生长因子–Ⅱ、血小板转化生长因子等），在胃癌发生过程中起调节作用。此外，研究提示环氧化酶–2（COX-2）表达出现于 70%胃癌患者中。其高表达与淋巴结浸润及不良预后相关。DNA 甲基化是基因在转录水平的调控方式之一；胃癌患者的癌基因甲基化水平越低，其分化程度往往越差。

（五）癌前期变化

目前，研究者一致认为某些疾病是胃癌发生的癌前状态，如慢性萎缩性胃炎、胃溃疡、残胃、巨大黏膜皱襞症、胃息肉特别是直径超过 2 cm 者。胃癌的癌前病变——肠组织转化，有小肠型和大肠型两种。小肠型（完全型）具有小肠黏膜特征，分化较好。大肠型（不完全型）与大肠黏膜相似，又分为两个亚型：Ⅱ_a 型能分泌非硫酸化黏蛋白；Ⅱ_b 型能分泌硫酸化黏蛋白，此型与胃癌发生关系密切。

癌前期变化指某些具有较强的恶变倾向的病变，包括癌前期状态与癌前期病变，前者系临床概念，后者为病理学概念。

（1）**胃的癌前期状态：**包括慢性萎缩性胃炎、胃溃疡、胃息肉、残胃、胃黏膜肥厚等。

A. **慢性萎缩性胃炎：**在慢性萎缩性胃炎基础上可进一步发生肠上皮组织转化、不典型增生而癌变。其病史长短和严重程度与胃癌的发生率有关，不少报道指出，在慢性嗜酸性胃炎基础上胃癌的发生率为 2%～10%。

B. **胃息肉：**最常见的是炎性或增生性息肉，一般很少发生癌变。腺瘤型或绒毛型息肉癌变率为 15%～40%，直径大于 2cm 者癌变率更高。

C. **残胃：**胃良性病变手术后残胃发生的胃癌称残胃癌。胃手术后尤其在术后 10 年开始，残胃癌发生率显著上升。毕罗Ⅱ式胃空肠吻合术后发生胃癌较毕罗Ⅰ式为多，十二指肠内容物反流至残胃、胆酸浓度增高是促使发生癌变的重要因素，有报道癌变率可达 5%～10%，我国残胃癌发生率为 2%～3%。

D. 良性胃溃疡：良性胃溃疡癌变的发生率各家报道不一。一般认为癌变率为 1%～5%。目前认为，胃溃疡本身并不是一个癌前期状态，而溃疡边缘的黏膜则会发生肠上皮化生与恶变。

E. 恶性贫血和巨大胃黏膜肥厚症：癌变率约为 10%，但这两种疾病在我国的发病率均很低。

（2）胃的癌前期病变。

A. 异形增生：亦称不典型增生，是由慢性炎症引起的病理细胞增生，包括细胞异型、结构紊乱、分化异常。我国将异型增生分为腺瘤型、隐窝型、再生型，其中再生型的癌变率较低。异型增生在我国分为轻、中、重 3 级，内镜随访结果表明，轻度异型增生可能逆转，重度异型增生的癌变率可超过 10%。

B. 肠组织转化：是指胃黏膜上出现类似肠腺上皮，具有吸收细胞、杯状细胞和潘氏细胞等，有相对不成熟性和向肠、胃双向分化的特点。根据吸收细胞形态可分为小肠型与结肠型两种。小肠型（完全型）具有小肠黏膜的特征，分化较好。结肠型（不完全型）与结肠黏膜相似，又可分为 2 个亚型：II_a 型，能分泌非硫酸化黏蛋白；II_b 型，能分泌硫酸化黏蛋白，此型肠化分化不成熟，与胃癌发生（尤其是分化型肠型胃癌）关系密切。

近端胃肿瘤，特别是胃食管连接处的肿瘤危险因素较明确，可能与吸烟有关，与 Hp 感染无关。胃食管连接处腺癌占胃癌的 25%，与远端胃肿瘤不同，近几十年来的发病率一直升高，多发生在 Barret 食管化生的情况下，是食管腺癌的变型。

二、病理

胃癌可以发生在胃的任何部位，最多见于胃窦，其次为胃小弯，再次为贲门，胃大弯和前壁较少。

胃癌的大体形态随病期而不同，宜将早期胃癌和进展期胃癌分开。

（一）早期胃癌

早期胃癌指所有局限于黏膜或黏膜下层的胃癌，不论其是否有淋巴转移。它分为三型：Ⅰ型隆起型，癌块突出约 5 mm 以上；Ⅱ型浅表型，癌块微隆与低陷在 5 mm 以内，有 3 个亚型，分别是 II_a 表面隆起型、II_b 平坦型、II_c 表面凹陷型；Ⅲ型凹陷型，深度超过 5 mm。最近我国有学者提出小胃癌（癌灶直径 6～10 mm）和微小胃癌（癌灶直径 < 5 mm）的概念，把胃癌诊断水平推向早期始发阶段，使经根治术后 5 年存活率提高到 100%。

（二）进展期胃癌

（1）块状型癌：小的如息肉样，大的呈蕈伞状巨块，突入胃腔内，表面常破溃出血、坏死或继发感染。此型肿瘤较局限，生长缓慢，转移较晚。

（2）溃疡型癌：癌中心部凹陷呈溃疡，四周边缘呈不规则隆起，溃疡直径一般大于

2.5 cm，基底较浅，周围有不同程度的浸润。此型发生出血穿孔者较多见，转移的早晚视癌细胞的分化程度而有所不同。

（3）弥漫浸润型癌：癌细胞弥漫浸润于胃壁各层内，遍及胃的大部或全部，胃壁僵硬，呈革袋状。此型癌的细胞分化较差，恶性程度较高，转移亦较早。

国际上多按传统的 Bomnann 分类，将胃癌分为 4 型：Ⅰ型即结节型；Ⅱ型指无浸润的溃疡型（井口样，边缘清楚，有时隆起呈围堤状而无周围浸润）；Ⅲ型指有浸润的溃疡型（边界不清，并向四周浸润）；Ⅳ型即弥漫型。

根据组织学结构，胃癌可分为 4 型：①腺癌；②未分化癌；③黏液癌；④特殊类型癌，包括腺鳞癌、鳞状细胞癌、类癌等。

有学者根据胃癌的生物学特性，将其分为即肠型癌和弥漫型癌：肠型癌多属分化较高的管状或乳头状腺癌，呈局限生长；弥漫型癌分化差，呈浸润生长。

三、临床表现

（一）症状

胃癌早期，临床症状多不明显，也不太典型，如捉摸不定的上腹不适、隐痛、嗳气、反酸、食欲减退、轻度贫血等，类似胃十二指肠溃疡或慢性胃炎等症状。晚期可出现以下几方面的症状：

（1）胃部疼痛为胃癌常见的症状，初期可隐痛、胀满，随病情进一步发展疼痛加重、频繁、难以忍耐，肿瘤一旦穿孔，则可出现剧烈腹痛的胃穿孔症状。

（2）食欲减退、消瘦、乏力，这是一组常见而又不特异的胃癌表现。

（3）恶心、呕吐等。胃窦部癌增长到一定程度，可出现幽门部分或完全梗阻而发生呕吐，呕吐物多为宿食和胃液；贲门部癌和高位胃小弯癌可有进食梗阻感。肿瘤破溃或侵袭到血管，导致出血或突发上消化道大出血。

（4）上腹肿块或其他转移引起的症状，如肝大、腹腔积液、锁骨上淋巴结肿大。此时消瘦、贫血症状明显，终成恶病质。

（二）体征

体检在早期多无特殊，晚期上腹肿块明显，多呈结节状，质硬，略有压痛；若肿块已固定，则多表示浸润到邻近器官或癌块附近已有肿大的淋巴结块。发生直肠前凹种植转移时，直肠指诊可摸到肿块。

四、辅助检查

（一）实验室检查

（1）胃液分析：正常胃液无色或浅黄色，每 100 mL 中的游离盐酸为 0～10 U，胃癌患者的胃酸多较低或无游离酸。当胃癌引起幽门梗阻时，可发现大量食物残渣，如伴有出血，则可出现咖啡样液体，对胃癌诊断具有一定的意义。

（2）大便潜血：反应持续性大便潜血阳性，对胃癌的诊断有参考价值。

（3）细胞学检查：目前临床取材方法有以下几种。

A. 一般冲洗法检查：前一天晚饭进流质，当天早晨禁食，下胃管抽空胃液，再用生理盐水反复冲洗，并让患者变换体位，最后收集冲洗液，离心后涂片、染色。

B. 直视下冲洗法：用纤维胃镜在直视下对可疑病变进行冲洗，再用导管吸出冲洗液进行检查。

C. 刷拭法：在纤维胃镜直视下，对可疑病变用尼龙细胞刷来回摩擦后取出涂片镜检。

D. 印片法：纤维胃镜直视下活检，取出胃黏膜组织在玻片上涂片镜检。

胃脱落细胞学检查是诊断胃癌的一种比较好的方法，操作简单、阳性率高、痛苦少、患者易于接受。但它不能确定病变的部位，与 X 射线钡餐、胃镜检查联合应用，可提高胃癌的早期诊断率到 98%。

胃癌细胞表现为成簇、多种形态或重叠，出现印戒细胞；出现细胞内核比例增大、核膜增厚、核仁增大、核染色质不规则和颗粒大等改变。

（二）X 射线检查

钡餐造影主要通过观察胃的轮廓、黏膜形状的改变，以及蠕动和排空时间等对患者做出诊断。X 射线诊断胃癌的正确率为 70%～90%。不同类型的胃癌，其 X 射线表现亦各不同，蕈伞型癌主要表现为突入胃腔内的不规则充盈缺损，黏膜破坏或中断。溃疡型癌表现为位于胃轮廓以内的溃疡龛影，溃疡边缘不整齐、附近胃壁僵直。浸润型癌表现胃壁僵硬，蠕动和黏膜皱襞消失，胃腔缩窄而不光滑，钡剂排出较快。如整个胃受侵则胃呈革袋样。

X 射线钡餐检查对早期胃癌的确诊率可达 89%，但需要应用各种不同的检查法，包括不同充盈度的投照、黏膜纹显示、控制压力量的加压投照和双重对比等方法。隆起型早期胃癌，在适量钡剂充盈下加压或在中等量充气的双重对比下，能显示出小的充盈缺损；表浅型的因有轻度的低洼，可见一小片钡剂积聚或在充盈相呈微小的突出；凹陷型的在加压投照或双重对比时有钡剂积聚，其形态多不规则，邻近黏膜呈杆状中断。

（三）内窥镜检查

由于纤维内窥镜技术的发展和普遍应用，早期胃癌的诊断率和术后 5 年生存率明显提高。现今应用的电子内窥镜的特点是直径较细、广角前视、高分辨率、高清晰度，包括内窥镜、电视显示和录像装置。近期出现的超声内镜，可按 5 层回声带的改变来辨别胃癌的浸润深度，甚至发现胃外淋巴结转移。

胃癌的确诊有待于通过胃镜进行活组织检查。每次要多选几处，在四周分点取材，不要集中于一点，以避免漏诊。

（四）血管造影检查

胃癌的术前诊断，主要依靠 X 射线双重对比造影及胃镜检查。两者都是从胃的黏膜而来观察、发现病灶，就其定性诊断有较高的敏感性，但做定量诊断则是粗略的，可靠性不大。利用血管造影检查（digital subtraction angiography，DSA）进行胃癌的定量诊断，可清楚地显示肿瘤浸润范围、深度、病灶数量、周围有无侵犯、病灶周围淋巴结及远隔脏器有无转移等情况，可为能否手术切除和切除范围提供影像学依据。陈晓林等报道 11 例手术切除标本的病理改变与 DSA 所见相对照，其符合率为 86.6%。其方法为：①患者仰卧位，常规消毒；②在局部麻醉下采用 Seldinger 法，经右侧股动脉穿刺插管；③分别行腹腔动脉、选择性胃左动脉及脾动脉 DSA；④使用 45% 泛影葡胺 3 ～ 6 mL/s，总量 12 ～ 13 mL。

胃癌 DSA 所见：①肿瘤供血动脉二级分支以下血管增多、紊乱、迂曲、边缘不整、粗细不均；②二分支血管呈网状，边缘不整、毛糙；③不规则的肿瘤染色；④造影时见胃腔内有斑点状造影剂外渗，呈雪花状改变；⑤供血动脉主干血管增粗、僵硬、边缘不整呈锯齿状改变；⑥附近淋巴结染色（血管化）增大，肝内有转移灶。

（五）放射免疫导向检查

胃癌根治术成败的关键在于能否在术时确定胃癌在胃壁内的浸润及淋巴结转移的范围，发现可能存在的临床转移灶从而彻底合理地切除，放射免疫导向检查使之成为可能。方法：选用高阳性反应率、高选择性及高亲和力的胃癌单克隆抗体 McAb3H$_{11}$，将纯化后的单克隆抗体以 Iodogen 法标记 ^{131}I。将经此法标记的 250 ～ 800 μC ^{131}I-3H 以及墨汁于术前经胃镜进行胃局部多点注射。手术时应用手提式探测器作贴近组织的探测，该探测器的大小为 12.7 ～ 25.4 cm，准直孔径 4 cm，探测的最小分辨距离为 1.8 cm，可探及 4×10^5 个癌细胞，且有较好的屏蔽性。因此可探及小于 1 mm 的亚临床转移灶如淋巴结和可疑组织。

（六）四环素荧光试验

四环素荧光试验的方法很多，但基本原理都是根据四环素能与癌组织结合这一特点。如四环素进入体内后被胃癌组织所摄取，则可以在洗胃液的沉淀中找到荧光物质。方法是口服四环素 250 mg，每日 3 次，共 5 天，末次服药后 36 h 洗胃，收集胃冲洗液，离心后的沉渣摊于滤纸上，温室干燥，暗室中用荧光灯观察，有黄色荧光者为阳性。阳性诊断率为 79.5%。

（七）胃液锌离子测定

胃癌患者胃液中锌离子含量较高，胃癌组织内含锌量平均为健康组织含锌量的 2.1 倍。因在胃癌患者胃液内混有脱落的癌细胞，癌细胞内的锌经过胃酸和酶的作用，从蛋白结合状态中游离出来，呈离子状态而混入胃液中，所以胃癌患者的胃液中锌离子含量高。

（八）腹部 CT 检查

CT 检查可显示胃癌累及胃壁向腔内和腔外生长的范围、邻近的解剖关系和有无转移等。胃癌的 CT 表现大多为局限性胃壁增厚（>1 cm）。各型胃癌的 CT 上均可见胃内外缘轮廓不规则，胃和邻近器官之间脂肪层面消失。当观察到小网膜、大网膜、脾门、幽门下区淋巴结肿大时，多提示淋巴道转移。如有肝、肾上腺、肾、卵巢、肺等转移，均可在 CT 上清楚显示。

五、并发症

（1）出血。约5%的患者可发生大出血，表现为呕血和（或）黑便，偶为首发症状。

（2）幽门或贲门梗阻。这取决于胃癌的部位。

（3）穿孔。胃癌引起的穿孔比良性溃疡引起的少见，多发生于幽门前区的溃疡型癌。

六、诊断

胃癌到了晚期，根据胃痛、上腹肿块、进行性贫血、消瘦等典型症状，诊断并不困难，但治愈可能性已经很小。胃癌的早期诊断是提高治愈率的关键。问题是胃癌的早期症状并不明显，也没有特殊性，容易被患者和医务人员所忽略。为了早期发现胃癌，做到下列两点是重要的：①对于胃癌癌前病变者，如胃酸减少或胃酸缺乏、萎缩性胃炎、胃溃疡、胃息肉等，应定期系统随诊检查，早期积极治疗；②对40岁以上，如以往无胃病史而出现早期消化道症状或已有长期溃疡病史而近来症状明显或有疼痛规律性改变者，切不可轻易视为一般病情，必须进行详细的检查，以做到早期发现。

七、鉴别诊断

（一）胃溃疡

胃溃疡与溃疡型胃癌常易混淆，应精心鉴别，以免延误治疗（表5-1）。

表5-1 胃溃疡与胃癌鉴别

项目	胃溃疡	胃癌
年龄	好发于40岁左右	40～60岁最常见
病史和症状	病程缓慢，有反复发作史；痛有规律性，抗酸剂可缓解，一般无食欲减退	病程短，发展快，疼痛不规律，持续性加重，食欲减退，乏力，消瘦
体征	无并发症时一般情况良好，上腹部可有轻压痛、无肿块，左锁骨上无肿大淋巴结	短期内出现消瘦、贫血，晚期可表现恶病质，上腹部可扪及包块或腹腔积液及左锁骨上淋巴结肿大
实验室检查	胃酸正常或偏低，查不到癌细胞，大便潜血试验在并发出血时为阳性，治疗后可能转为阴性	胃酸减低或缺乏，并可能查到癌细胞，大便潜血试验常持续阳性
X射线钡餐检查	胃壁不僵硬，蠕动波可以通过，溃疡一般小于2.5 cm，为圆形或椭圆形龛影，边缘平滑也无充盈缺损	肿瘤处胃壁僵硬、蠕动波中断消失，溃疡大于2.5 cm，龛影不规则、边缘不整齐；突出胃腔内肿块可呈充盈缺损
胃镜检查	溃疡呈圆形或椭圆形，边缘光滑、溃疡基底平坦	溃疡多不规则，边缘呈肿块状隆起，有时伴出血糜烂，溃疡底凹凸不平

（二）胃结核

胃结核多见于年轻人，病程较长，常伴有肺结核和颈淋巴结核。胃幽门部结核多继发于幽门周围淋巴结核，X 射线钡餐检查显示幽门部不规则充盈缺损。胃镜检查时可见多发性匐行性溃疡，底部色暗、溃疡周围有灰色结节，应当取活检检查确诊。

（三）胃恶性淋巴瘤

胃癌与胃恶性淋巴瘤鉴别很困难，但其鉴别诊断有一定的重要性。因胃恶性淋巴瘤的预后较胃癌好，所以更应积极争取手术切除。胃恶性淋巴瘤发病的平均年龄较胃癌早，病程较长而全身情况较好，肿瘤的平均体积一般比胃癌大，幽门梗阻和贫血现象都比较少见，结合 X 射线、胃镜及脱落细胞检查可以帮助鉴别。但有时最后常需要病理检查才能确诊。

（四）胰腺癌

胰腺癌早期症状为持续性上腹部隐痛或不适，病程进展较快，晚期腹痛较剧。自症状发生至就诊时间一般平均 3～4 个月。食欲减低和消瘦明显，全身情况短期内即可恶化。而胃肠道出血的症状则较少见。

八、治疗

目前综合治疗是提高胃癌患者生存率和生活质量的保证。综合治疗的目的有以下几点：去除或杀灭肿瘤，提高患者的生存率；使原来不能手术切除的病例得以接受手术治疗；减少局部复发和远处转移播散的机会，提高患者的治愈率；改善患者的一般状况及免疫功能，提高生活质量和延长生存期。

胃癌综合治疗的基本原则：胃癌根治术是目前唯一有可能将胃癌治愈的方法，胃癌诊断一旦确立，应力争早日手术切除；因局部或全身的原因，不能行根治术时也应争取做原发病灶的姑息性切除；进展期胃癌根治术后应辅以放疗、化疗等综合治疗；各种综合治疗方法应根据胃癌的病期、全身状况选择应用，而不是治疗手段越多越好；对不能手术者，应积极开展以中西药为主的综合治疗，仍能使大部分患者改善症状、延长寿命。

第五节 胃十二指肠良性肿瘤

胃良性肿瘤少见，占胃肿瘤的 1%～5%，而十二指肠良性肿瘤更为少见，占所有小肠肿瘤的 9.9%～29.8%。胃十二指肠良性肿瘤按其发生组织的不同可分为两类：来自黏膜的上皮组织，包括息肉或腺瘤；来自胃、十二指肠壁的间叶组织，包括平滑肌瘤、脂肪瘤、纤维瘤，以及神经及血管源性肿瘤等，以息肉和平滑肌瘤比较多见，约占全部胃十二指肠肿瘤的 40%。

一、息肉

（一）概述

胃十二指肠息肉是一种来源于胃十二指肠黏膜上皮组织的良性肿瘤，发病率占所有良性病变的 5%以上。

根据息肉的组织发生、病理组织形态、恶性趋势可分为腺瘤性息肉、增生型息肉和炎性纤维样息肉等。

1. 腺瘤性息肉

腺瘤性息肉为真性肿瘤，发病率占息肉的 3%～13%，多见于 40 岁以上男性，60% 为单发性，外形常呈球形，部分有蒂或亚蒂，广基无蒂者可占 63%，胃腺瘤直径通常在 1.0～1.5 cm，部分可增大到 4 cm 以上，胃窦部多见，腺瘤表面光滑或呈颗粒状，甚至分叶状、桑葚状，色泽可充血变红，位于贲门、幽门区者经常形成糜烂或浅溃疡，息肉之间的黏膜表现正常。若整个黏膜的腺体普遍肥大，使黏膜皱襞消失而呈现一片肥厚粗糙状，并伴多发性息肉者，称为胃息肉病。

腺瘤虽属良性，但腺上皮有不同程度的异常增生，重度者和早期癌不易鉴别，故称其为交界性病变。依据病理形态可分为管状腺瘤和乳头状腺瘤（或绒毛状腺瘤），前者是由被固有层包绕分支的腺管形成，腺管排列一般较规则，偶见腺体扩张成囊状，腺体被覆单层柱状上皮，细胞排列紧密；后者是由带刷状缘的高柱状上皮细胞被覆分支状含血管的结缔组织索芯组成，构成手指样突起的绒毛，有根与固有层相连。该两型结构可存在于同一息肉内（绒毛管状或乳头管状腺瘤），伴有不同程度异形增生是癌变的先兆。同一腺瘤内亦可发生原位癌乃至浸润癌的变化。息肉性腺瘤的癌变率不一，管状腺瘤的癌变率约为 10%，乳头状腺瘤的癌变率则可高达 50%～70%。息肉直径大于 2 cm，息肉表面出现结节、溃疡甚或呈菜花状，息肉较周围黏膜苍白，息肉蒂部宽广，周围黏膜增厚，常是恶性的征象。

2. 增生性息肉

增生性息肉较常见，约占胃良性息肉的 90%。多为单发，无蒂或有蒂，表面光滑，色泽正常或稍红，突出黏膜表面，其表面是分泌黏液的柱状细胞，基质丰富。息肉直径通常小于 1 cm。常见于胃窦部，是慢性炎症引起黏膜过度增生的结果，该息肉由增生的胃小凹上皮及固有腺组成，偶可观察到有丝分裂象和细胞的异形增生。间质以慢性炎症性改变为其特点，并含有起源于黏膜肌层的纤维肌肉组织条带，常见于萎缩性胃炎、恶性贫血以及胃黏膜上皮化生患者，其中 90% 患者胃酸缺乏。增生性息肉的癌变率很低（小于 5%），极少部分癌变系通过腺瘤样增生或继发性肠化生、异形增生发展而来。随访发现部分增生性息肉患者胃内除息肉外同时存在浸润癌，发生率约为 2.3%，值得注意。

3. 炎性纤维样息肉

炎性纤维样息肉可能是一种局限形式的嗜酸性胃炎，可为单发或多发，无蒂或蒂很短，也好发于胃窦部。病变突向胃腔，组织学所见为纤维组织、薄壁的血管以及嗜酸细胞、淋巴细胞、组织细胞和浆细胞的黏膜下浸润。其发病机制仍不清楚，可能是一炎性病变的过程。

（二）诊断

大多数胃十二指肠息肉患者无明显临床症状，往往是在 X 射线钡餐检查、胃镜检查或手术尸检标本中偶然发现。息肉生长较大时可出现上腹不适、疼痛、恶心、呕吐，若息肉表面糜烂、出血，可引起呕血和黑便。疼痛多发生于上腹部，为钝痛，无规律性与特征性。位于贲门附近的胃息肉偶可出现咽下困难症状，位于幽门区或十二指肠的较大腺瘤性息肉可有较长的蒂，可滑入幽门口，表现为发作性幽门痉挛或幽门梗阻现象。如滑入后发生充血、水肿、不能自行复位，甚至出现套叠时，部分胃壁可发生绞窄、坏死，甚或穿孔，发生继发性腹膜炎。位于 Vater 壶腹部的肿瘤，可压迫胆管，出现梗阻性黄疸。部分腺瘤性息肉患者往往有慢性胃炎或恶性贫血的表现。大多数患者体格检查无阳性体征。

胃息肉因症状隐匿，临床诊断较为困难。约 25%的患者大便潜血试验阳性。大多数息肉可由 X 射线诊断，显示为圆形半透明的充盈缺损，若息肉有蒂，此充盈缺损的阴影可以移动。无论是腺瘤性息肉还是增生性息肉，胃镜下的活组织检查都是判定息肉性质和类型的最常用诊断方法。若息肉表面粗糙，有黏液、渗血或溃疡，提示有继发性炎症或恶变。对于小的息肉，内镜下息肉切除并回收全部息肉送检病理诊断最可靠；对于较大的息肉，细胞刷检对判断其良恶性可能会有些帮助。较大的胃息肉多是肿瘤样病变，钳夹活检可作为最基本的诊断方法，依据组织学结果决定进一步诊疗方法。有些腺瘤性息肉恶变早期病灶小、浅，很少浸润，而胃镜下取材有局限性，不能反映全部息肉状态而易漏诊。因此对于胃息肉患者，即使病理活检是增生性息肉或腺瘤性息肉，也需要在内镜下切除治疗。对于大息肉，镜下切除有困难者需手术治疗。胃息肉患者应行全消化道检查，以排除其他部位息肉的存在，因此类息肉更常见于结直肠腺瘤患者。

（三）治疗

内镜下切除息肉是治疗胃息肉的首选方法。随着内镜技术的发展和广泛应用，镜下处理胃十二指肠息肉已普遍开展，且方法较多。开腹手术的适应证：未能明确为良性病变的直径大于 2 cm 的有蒂息肉；直径大于 2 cm 的粗蒂或无蒂息肉；息肉伴周围胃壁增厚；不能用内镜圈套器或烧灼法全部安全切除的息肉；内镜切除的组织学检查持续为侵袭性恶性肿瘤。手术切除包括息肉周围一些正常组织。如果发现浸润癌或息肉数量较多时，可行胃大部切除。

二、平滑肌瘤

（一）概述

胃十二指肠平滑肌瘤是最常见的起源于中胚层组织的良性肿瘤。胃平滑肌瘤占有临床症状的胃部病变的 0.3%，占全部胃肿瘤的 3%，占全部胃良性肿瘤的 23.6%。本病多见于中年人，男女发病率之比为 1.3∶1。

对胃平滑肌瘤的组织来源目前仍有争议，最近随着电镜和免疫组化技术的应用，有些作者提出部分平滑肌瘤来自胃肠道肌间神经丛神经膜细胞或来自未分化的间叶细胞的观点。平滑肌瘤早期位于胃十二指肠壁内，随着不断的扩展，肿瘤可突入腔内成为黏膜下肿块（内生型），或向壁外发展成为浆膜下肿块（外生型），前者为常见的形式。偶有呈哑铃状肿瘤而累及黏膜下和浆膜下者。胃平滑肌瘤可发生于胃的任何部位，但以胃体部（40%）常见，其次为胃底、胃窦、贲门。有 2.1%胃平滑肌瘤可发生恶变，5%～

20%十二指肠平滑肌瘤可发生恶变。平滑肌瘤表面光滑，或呈分叶状，没有包膜，在其边缘的肿瘤细胞与周围的胃壁细胞互相混合，易与恶性平滑肌瘤混淆。多形性细胞和有丝分裂象的存在提示为恶性病变，但决定恶性的唯一结论性证据是肿瘤的转移和胃内浸润性生长。所有胃平滑肌瘤应该怀疑恶性可能，直到随时间和行为表现提供了相反的证据。

（二）诊断

胃平滑肌瘤的临床表现差异较大，决定于肿瘤的大小、部位、发展形势。肿瘤小者可无症状，较大的向胃腔内生长的肿瘤可引起上腹部压迫感、饱胀和牵拉性疼痛。肿块伴有黏膜糜烂、溃疡者可导致反复上消化道出血，并可致缺铁性贫血。有的患者以呕血为首发症状，且呕血量较大，也有以消化不良或单纯黑便为症状者。20%的胃平滑肌瘤位于幽门附近，但位于幽门部的巨大平滑肌瘤偶可引起梗阻症状。发生于胃大弯向胃外生长的肿瘤，有时可以在上腹部触及肿块。

胃平滑肌瘤肿块较小时常缺乏临床症状，晚期并发溃疡时又易误诊为消化性溃疡或胃癌。文献报道其诊断符合率仅为21.1%～42.9%。目前主要借助于X射线和胃镜检查进行诊断。胃平滑肌瘤X射线表现为突入胃腔内的球形或半球形肿物，边线光滑规整，界限清楚，多形成一个孤立的充盈缺损，胃壁柔软，周围正常黏膜可直接延伸到肿物表面，形成所谓的"桥形皱襞"。并发溃疡者肿物表面可形成典型的龛影，常较深，周围无黏膜聚集现象。腔外型平滑肌瘤由于肿瘤的牵拉和压迫，胃壁可有局限性凹陷，黏膜皱襞展开，或呈外在压迫样缺损。哑铃型平滑肌瘤肿块向腔内外生长，既可见到胃内光滑块状影，又可见胃有不同程度的受压及黏膜展平。但X射线检查不能确定肿瘤的性质。通常胃镜检查由于取材表浅，对黏膜下肿瘤的确诊率不足50%。超声内镜检查有助于胃平滑肌瘤的诊断，CT及MRI检查亦有帮助。

（三）治疗

胃平滑肌瘤的治疗以手术为主，切除范围应包括肿瘤周围2～3 cm的胃壁，仅行肿瘤摘除是不恰当的。切除标本必须送冰冻切片检查，如诊断为恶性，宜扩大切除范围或做胃大部切除术。

第六章

小肠疾病

第一节 克罗恩病

一、概述

克罗恩病病变可以侵及从食管至肛门整个消化道，但以末端回肠、结肠及肛门较为常见。1932 年，Crohn 首先报道本病为回肠末端的炎症性病变，称为"局限性回肠炎"，以后该病称为克罗恩病（Crohn's disease，CD）。克罗恩病在欧美国家报道较多，其发病率约为溃疡性结肠炎的一半，在女性中发生率较高。与溃疡性结肠炎一样，克罗恩病的发病机制不明，可能与心理因素、感染因素、免疫因素等有关。

二、病因

（一）感染因素

迄今尚未明确克罗恩病的致病因素。各种病毒和细菌病原体曾被认为可传播克罗恩病，但仅发现两种分枝杆菌接近符合传播要求，副结核分枝杆菌可引起反刍动物肉芽肿性回肠炎；用 DNA 探针方法在少数克罗恩病患者小肠组织中发现鸟分枝杆菌，将其移植至其他动物可发生回肠炎，但抗结核治疗无效。麻疹病毒在克罗恩病的发病中可能起了作用，瑞典的流行病学研究发现，在 30 岁前发生克罗恩病的患者与那些出生后至 3 个月内感染过麻疹的人群之间有相关性。

（二）免疫机制

克罗恩病患者存在免疫障碍，但仍未明确它在克罗恩病的发病机制中起什么作用，是原因还是结果，或者是偶发症状。克罗恩病患者的体液免疫和细胞免疫均有异常。半数以上患者血中可检测到抗结肠抗体和循环免疫复合体（circulating immune complex，CIC），补体 C2、C4 亦见升高。利用免疫酶标法在病变组织中能发现抗原抗体复合物和补体 C3。克罗恩病患者出现的关节痛，也与 CIC 沉积于局部而引起的损害有关。组织培养时，患者的淋巴细胞具有毒性，能杀伤正常结肠上皮细胞；切除病变肠段后，这种细胞毒作用将随之消失。克罗恩病肠壁固有层有丰富的 $CD25^+$ 细胞，其中 58%～88% 为 $CD3^+$、$CD4^+$ 和 $CD8^+$，提示这些细胞为 T 细胞。患者末梢血中 T 细胞经微生物抗原刺激后可产生增殖反应而引起慢性炎症。这种反应最初由 IL-1 诱导，但在病情活动期则难以测到，并发现 IL-1α 和 IL-1β 的诱导活化作用受到明显抑制。

将克罗恩病患者肠固有层淋巴细胞进行培养，发现有自发性诱导干扰素 γ（interferon-γ，IFN-γ）的释放，这种局部释放的 IFN-γ 有助于肠道局部发生免疫反应，包括增加上皮细胞组织相容性抗原Ⅱ的表达。电镀下发现克罗恩病患者回肠上皮含有吞噬溶酶体和薄层脂质，这些物质可成为抗原的刺激物，对免疫反应可能有辅助作用。患者的巨噬细胞也有协同 T 细胞和抗体介导的细胞毒作用，攻击靶细胞而损害组织，白细胞移动抑制试验亦呈异常反应，说明有细胞介导的迟发超敏现象；结核菌素试验反应低下；二硝基氯苯试验常为阴性，均支持细胞免疫功能低下。有学者认为克罗恩病亦属自身免疫性疾病。P 物质和 VIP 是神经性炎症的强效介质，同时也是免疫功能调节物，当肠道含有大量此激素时就具有高度免疫反应性，可能在克罗恩病病理生理中起作用。

（三）遗传因素

近年来，研究者十分重视遗传因素在克罗恩病发病中的作用。对单卵性和双卵性双胎的调查发现，双生子共患克罗恩病者较共患溃疡性结肠炎者为多。犹太人较黑人患病高，具有阳性家族史者达 10% 以上。当然，若家庭成员同患本病，则不能排除相同环境、饮食和生活方式对发病的影响。近年有学者认为，本病患者染色体有不稳定现象。德国的一项研究表明，当同时患强直性脊柱炎和溃疡性结肠炎时，HLA-B27、HLA-B44 显著增加，进一步研究证实 HLA-B44 与克罗恩病有关。总之，医学遗传学的研究有待深入进行。

（四）吸烟与克罗恩病

吸烟者较非吸烟者易患克罗恩病。Timmer 等多因素分析发现，克罗恩病的复发与是否吸烟有关，提示烟草中可能含有某种物质能诱发克罗恩病，机制尚不清楚。

三、病理

（一）病变部位

克罗恩病为一种非特异性炎症，最常累及回肠末段，并常蔓延波及盲肠，有时累及结肠和直肠，孤立性局限性结肠炎较少见，据统计只占 3%。

（二）大体和组织特点

克罗恩病常呈节段性分布，病变肠段全层发生水肿，淋巴管扩张，淋巴细胞、单核细胞和中性粒细胞浸润及纤维组织增生，累及结肠的病例 80% 以上出现裂缝状溃疡。由类上皮细胞、多核巨细胞形成的肉芽肿可分布在肠壁各层，但多见于黏膜下层，往往需多处取材切片才易查见。近年来，利用肛门活检以诊断克罗恩病，特别是在瘘管及肛裂的附近，以期发现肉芽肿性改变，这可为小肠及大肠克罗恩病的初步诊断提供依据。在结肠克罗恩病时，75% 的病例有肛门病变，甚至有时出现在肠道症状之前。病变累及直肠时，可形成由直肠隐窝到直肠周围脂肪组织的瘘管，亦可形成肛周脓肿和瘘管。直肠出血在结肠的局限性肠炎时，比回肠或回、结肠的局限性肠炎多见。少数结肠克罗恩病患者可并发结肠癌。

四、临床表现

本病临床表现复杂多样，与肠内病变部位、范围、严重程度、病程长短以及有无并发症有关。多数人在青年期发病，起病缓慢隐袭。早期常无症状，易被忽视。从发现症状到确诊平均 1～3 年，病程数月至数年以上。活动期和缓解期持续时间长短不一，常相互交替出现，反复发作中呈渐进性进展。少数患者急性起病，伴有高热、毒血症状和急腹症等表现，整个病程短促，腹部症状明显，多有严重并发症。偶有以肛周脓肿、瘘管形成或关节痛等肠外表现为首发症状者，腹部症状反而不明显。本病主要有下列表现：

（一）腹泻

70%～90% 的患者有腹泻，小肠广泛病变可致水样便或脂肪便。一般无脓血或黏液，如无直肠受累多无里急后重感。肠内炎症、肠道功能紊乱和肠道吸收不良是腹泻的主要原因，少数是瘘管形成所致的肠道短路。

（二）腹痛

50%～90% 的患者有程度不同的腹痛。腹痛可在排便或排气后缓解。因胃肠反射可引发餐后腹痛，为避免腹痛，有的患者不愿进食。

（三）发热

活动性肠道炎症及组织破坏后毒素的吸收等均能引起发热。一般为中度热或低热，常间歇出现。急性重症病例或伴有化脓性病灶时，多可出现高热、寒战等毒血症状。

（四）营养缺乏

广泛病变所致的肠道吸收面积减少、频繁腹泻、摄食减少等可导致不同程度的营养障碍，表现为贫血、消瘦、低蛋白血症、维生素缺乏及电解质紊乱等。钙质缺乏可出现骨质疏松、躯干四肢疼痛。青少年发病者因营养不良而出现发育迟缓、成熟期后移。妊娠期发病对母婴均产生不良影响，易发生死胎、流产、早产、胎儿畸形等。

（五）腹块

约 1/3 的病例出现硬块，大小不一，与病变部位有关，以右下腹和脐周多见。

（六）肛周表现

部分克罗恩病患者可并发肛周表现，特别是对于有结肠病变的克罗恩病患者，50%可并发肛周病变。肛周病变包括肛周皮肤病变，如糜烂、浸软、溃疡、肛门狭窄、肛门脓肿及肛瘘，严重者可发生直肠阴道瘘。

克罗恩病所致的肛门部脓肿和肛瘘病情复杂、容易复发，处理比较困难，特别是当肛门部脓肿和肛瘘作为克罗恩病的首发症状时，诊断常较为困难。

五、辅助检查

（一）影像学检查

X 射线钡剂检查呈现增生性和破坏性病变的混合。主要表现为肠壁增厚和肠腔狭窄（"细线征"），初起时纵形溃疡位置较浅，以后变为深的和潜行的溃疡，深的横形裂口呈鹅卵石样。

（二）内镜检查

内镜检查有助于发现微小病变和各期病变，如黏膜充血、水肿、溃疡、肠腔狭窄、肠袋改变、假息肉形成以及卵石状黏膜像。有时肠黏膜外观正常，但黏膜活检可发现黏膜下微小肉芽肿。经口做小肠黏膜活检对确诊十二指肠和高位空肠克罗恩病有重要意义。内镜检查时必须做黏膜活检，有助于明确诊断。内镜检查对了解瘘管、肠管狭窄的性状和长度，较 X 射线检查逊色。

（三）病理检查

病理检查对克罗恩病的确诊有重要意义，可见裂隙状溃疡、可以穿透整个肠壁，结节病样肉芽肿、固有膜底部和黏膜下层淋巴细胞聚集，而隐窝结构正常，杯状细胞不减少，固有膜中量炎症细胞浸润及黏膜下层增宽。

六、诊断

2002 年，中华医学会消化学会提出国内克罗恩病的诊断标准。

（一）临床标准

（1）临床表现：反复发作的右下腹或脐周疼痛，可伴有呕吐、腹泻或便秘；阿弗他样口炎偶见；有时腹部可出现相应部位的肿块。可伴有肠梗阻、瘘管、腹腔或肛周脓肿等并发症。可伴有或不伴有系统性症状，如发热、多关节炎、虹膜睫状体炎、皮肤病变、硬化性胆管炎、淀粉样变、营养不良、发育阻滞等。

（2）X 射线钡剂造影：有胃肠道的炎性病变，如裂隙状溃疡、卵石征、假息肉、单发或多发性狭窄、瘘管形成等，病变呈节段性分布。CT 可见肠壁增厚、盆腔或腹腔脓肿。

（3）内镜检查：可见跳跃式分布的纵行或匐行性溃疡，周围黏膜正常或增生呈鹅卵石样，或病变活检有非干酪坏死性肉芽肿或大量淋巴细胞聚集。

具备上述条件（1）者为临床可疑；若同时具备条件（1）和条件（2）或条件（3）者，临床可诊断为本病。

（二）世界卫生组织（WHO）推荐诊断要点

世界卫生组织（WHO）结合克罗恩病的临床、X 射线、内镜和病理表现，推荐了 6 个诊断要点（表 6-1）。

表 6-1　WHO 推荐的克罗恩病诊断要点

项目	临床表现	X 射线	内镜	活检	切除标本
非连续性或节段性病变		+	+		+
铺路石样表现或纵行溃疡		+	+		+
全壁性炎症病变	+（腹块）	+（狭窄）	+（狭窄）		+
非干酪性肉芽肿				+	+
裂沟、瘘管	+	+			+
肛门部病变	+			+	+

（三）克罗恩病疾病的活动度

CD 活动指数（CDAI）可正确估计病情及评价疗效。临床上采用较为简便实用的 Harvey 和 Brad-show 标准（表 6-2）。

表 6-2　克罗恩病活动指数计算法

临床监测项目	判断标准
一般情况	0：良好；1：稍差；2：差；3：不良；4：极差
腹痛	0：无；1：轻；2：中；3：重
腹泻	稀便每日 1 次计 1 分
腹块（医师认定）	0：无；1：可疑；2：确定；3：伴触痛
并发症（关节痛、虹膜炎、结节性红斑、坏疽性脓皮病、阿弗他溃疡、裂沟、新瘘管及脓肿等）	每个 1 分

注：CDAI<4 分为缓解期；5～8 分为中度活动期；>9 分为重度活动期。

七、鉴别诊断

CD 除应与溃疡性结肠炎相鉴别外，还应与肠结核、肠道淋巴瘤、憩室炎及贝赫切特综合征（Behcet syndrome，BD；又称白塞病）等疾病相鉴别。

（一）小肠恶性淋巴瘤

本病常以腹痛、腹泻、发热与腹部肿块为主要临床表现。最初的症状常为腹痛，多位于上腹部或脐周。患者体重下降，疲劳感更为明显，更易发生肠梗阻。症状多为持续性，恶化较快。腹部肿块硬，边界清楚，一般无压痛。浅表淋巴结和肺门淋巴结肿大。多数病例肝、脾明显增大。X 射线检查或 CT 检查可发现肠腔肿物。小肠活检有助于诊断。

（二）肠结核

CD 与本病不易鉴别，X 射线表现也很相似。在其他部位如肺部或生殖系统有结核病灶者，多为肠结核。结肠镜检查及活检有助鉴别，如仍不能鉴别，可试用抗结核治疗。

如疗效不明显，常需开腹探查，经病理检查才能诊断。病理检查中，结核病可发现干酪性肉芽肿，而克罗恩病则为非干酪性肉芽肿。

（三）肠型贝赫切特综合征

本病主要累及结肠时可有腹痛、腹泻以及脓血便，全身表现有发热、乏力、关节痛。肠镜检查可见肠黏膜溃疡或隆起性病变，易与克罗恩病混淆。但本病通常有阿弗他口炎、外生殖器疱疹与溃疡、眼部病变及皮肤损害等。

八、治疗

（一）治疗原则

治疗目的是控制急性发作，维持缓解。治疗原则可参照溃疡性结肠炎，但通常药物疗效稍差，疗程更长。由于克罗恩病的严重度和活动性的确定不如溃疡性结肠炎明确，病变部位和范围差异亦较大，因此，在决定治疗方案时应根据疾病严重程度（轻、中、重）、病期（活动期、缓解期）及病变范围不同，掌握分级、分期、分段治疗的原则。

克罗恩病的基本治疗是内科性的，外科手术主要用于处理致命性并发症，并应尽量推迟手术时间、缩小手术范围，术后亦需维持治疗。

（二）内科治疗

（1）5-氨基水杨酸（5-amino salicylic acid，5-ASA）缓释制剂：用于轻度患者。美沙拉嗪缓释剂，$2 \sim 4.8$ g/d，治疗反应在服药 4 周时较明显，维持治疗可按 3 g/d 长期用药。

（2）抗生素：5-ASA 制剂无效或不能耐受时，可试用抗生素治疗。

A. 环丙沙星：500 mg，每天 2 次；有效者用药 6 周后，减量至 500 mg，每天 1 次，维持 6 周。

B. 克拉霉素：500 mg，每天 2 次，有效者维持该剂量至 6 个月。

C. 其他：多种广谱抗生素均有效，如第三代头孢菌素。几种抗生素交替使用可能效果更佳。

（3）糖皮质激素：用于重度或 5-ASA 和抗生素无效的轻度病例。泼尼松 $40 \sim 60$ mg/d，有效后逐渐减量至停用。

（4）肠内营养：肠内营养可使 60%～80% 的克罗恩病患者的急性症状得到缓解，其治疗效果与糖皮质激素相近，二者具有协同作用。一般主张用糖皮质激素和营养支持缓解临床症状，而用肠内营养进行维持治疗。青少年克罗恩病患者由于生长发育的需要，治疗时应首选肠内营养。可根据患者的情况选择给予途径。

（5）其他：上述治疗后仍腹泻者，可用止泻药，首选洛哌丁胺。慢性水样泻患者，也可以试用考来烯胺（消胆胺），初始剂量为 4 g/d，根据需要可增加至 12 g/d，分 3 次服用。

（三）外科治疗

克罗恩病手术的目的仅仅是解除症状。外科治疗是处理病变导致的各种并发症，而不能改变其基本病变进程。患者往往需要进行多次手术，因此保留肠管十分重要。

（1）手术指征。

A. 急诊手术指征：急性肠梗阻者；并发中毒性巨结肠，保守治疗无效者；腹腔脓肿者；急性肠穿孔、肠内外瘘、严重肠出血，保守治疗无效者；顽固性感染者。

B. 择期手术指征：内科治疗效果不佳，仍有肠梗阻而持续腹痛者，或一般情况未见改善者；儿童期发病，影响发育者；肠腔狭窄者；有明显全身并发症（如关节炎、肝脏损害、脓皮病、虹膜睫状体炎）经内科治疗无效者；有癌变者。

（2）手术方式：包括肠切除术、狭窄成形术和病变旷置术。对于绝大多数患者，肠切除仍是解除症状的首选办法。如病变广泛，大量肠切除可能造成短肠综合征者，则应采取狭窄成形术，由于手术时没有切除病变肠管，因此不适用于病变出血或并发感染的患者。对于十二指肠克罗恩病患者，应采用胃空肠吻合术，避免切除十二指肠。此外，尚须采用适当术式处理腹腔脓肿及肛瘘。

第二节　急性出血性肠炎

急性出血性肠炎是一种病因不明的肠管急性炎性病变，好发于小肠，以局限性病变较为多见，偶见全小肠受累甚至波及胃或结肠；起病急、进展快是本病的特点之一。

一、流行病学

急性出血性肠炎可发生在任何年龄组，最多见于儿童和青少年，男性病例为女性的2～3倍。国内研究显示其发病具有地域性和季节性的特点，贵州、辽宁、广东、四川等省报告病例较多，夏季和秋季为高发季节。

二、病因

急性出血性肠炎的病因至今不明确，目前认为感染和过敏发挥作用的可能性较大。急性出血性肠炎发病的地域性和季节性倾向、部分患者发病前存在肠道或呼吸道感染史、患者粪便中细菌培养阳性结果（大肠埃希菌或产气荚膜杆菌等）以及发病时出现发热和白细胞计数增高等一系列特点均提示感染可能是本病重要的发病因素。但多数急性出血性肠炎病例无法分离出单一致病菌，并且病理检查可以发现病变肠壁内有大量嗜酸性粒细胞浸润和小动脉纤维蛋白性坏死，提示本病有可能是变态反应的结果。

三、病理

急性出血性肠炎主要累及小肠，以空肠下段或回肠末段较为多见，也往往最为严重；胃和结肠受累较少见。呈节段性分布的炎症、出血、坏死病变是本病的特征，病变肠段与正常肠段间分界明显；严重时炎症病变融合成片，甚至累及全部小肠病变肠段，肠壁充血、水肿、肥厚、僵硬，严重时发展至肠壁缺血；坏死所致穿孔最常发生于肠壁系膜缘。病变肠管的黏膜层水肿明显，可见炎症细胞和嗜酸性粒细胞浸润，存在黏膜脱落形成的散在的溃疡灶；黏膜下层亦常表现为显著水肿、血管扩张充血、炎症细胞浸润；肌层除肿胀和出血外，还可见肌纤维断裂，肠壁肌层神经丛细胞有营养不良性改变；浆膜层附有纤维素样或脓性渗出物。黏膜及黏膜下层病变范围往往超过浆膜层病变范围。受累肠段的系膜通常水肿、充血，伴有多发淋巴结肿大、坏死。

四、临床表现

急性出血性肠炎缺乏特异性症状，主要临床表现包括腹痛、腹泻、发热等。根据患者的临床特点和病程演进不同，可归纳为血便型、中毒型、腹膜炎型和肠梗阻型四种临床类型。

急性出血性肠炎起病急骤，脐周或上中腹出现急性腹痛，疼痛多呈阵发性绞痛或持续性疼痛阵发加剧，严重者蔓延至全腹，常伴有恶心、呕吐。随之出现腹泻症状，由稀薄水样便发展至血水样或果酱样便，偶有紫黑色血便或脓血便，部分病例以血便为主要症状。多数病例体温呈中等程度升高，为38～39 ℃，可伴有寒战；重症患者、部分儿童和青少年患者体温可超过40 ℃，并出现中毒症状，甚至发生中毒性休克。

腹部查体有不同程度的腹胀、腹部压痛、腹肌紧张，肠鸣音通常减弱或消失，部分病例可以触及炎性包块；肠管坏死穿孔时，可有明显的腹膜刺激征。行腹腔穿刺可抽到浑浊或血性液体。

五、诊断及鉴别诊断

（一）诊断

在多发地区和高发季节，结合年龄、病史和腹痛、腹泻、血便、发热等症状，应考虑急性出血性肠炎的诊断。腹腔穿刺检查获得血性穿刺液者提示肠坏死的可能。实验室检查常有血白细胞计数升高，大便隐血试验阳性。粪便普通培养可有大肠埃希菌、副大肠杆菌或铜绿假单胞菌生长，厌氧菌培养可有产气荚膜杆菌生长。腹部 X 光片具有一定的诊断价值，早期病例可见到小肠积气扩张、肠间隙增宽和气液平面存在，病程进展后可见到肠壁内气体；出现不规则的致密阴影团提示发生肠段坏死；出现膈下游离气体透亮影时则表明并发肠穿孔。

（二）鉴别诊断

急性出血性肠炎应与细菌性痢疾、肠套叠、急性阑尾炎、急性肠梗阻、克罗恩病、中毒性菌痢等相鉴别。

六、治疗

急性出血性肠炎由于病情严重、发展迅速、内科治疗无效而持续加重或出现严重并发症时需考虑实施手术治疗，其指征为：①经腹腔穿刺检查发现抽出液体为脓性或血性液，考虑发生肠坏死或肠穿孔；②怀疑发生肠穿孔或肠坏死，导致明显的腹膜炎；③经非手术治疗无法控制的消化道大出血；④经非手术治疗肠梗阻不能缓解、逐渐严重；⑤腹部局部体征逐渐加重；⑥全身中毒症状经内科治疗仍继续恶化，出现休克倾向；⑦诊断不明确，无法排除需手术处理的其他急腹症。

  剖腹探查明确为急性出血性肠炎的病例，应根据病变的范围和程度选择不同的手术方式。对于病变肠段尚未发生坏死、穿孔或大量出血的病例，可应用普鲁卡因做肠系膜根部封闭以改善肠段血液供应，不做其他外科处理，术后继续内科治疗。对于已发生坏死、穿孔或大量出血的病例，则应切除病变肠段；若病变较局限，可行肠管的切除吻合手术；病变广泛者可行肠管切除，并在近侧和远侧肠管外置造口，以后再行二期吻合。由于急性出血性肠炎的黏膜病变通常超过浆膜病变范围，手术切除的范围应达出现正常肠黏膜的部位才可行一期吻合。

第七章

肝脏疾病

第一节 肝囊肿

肝囊肿是一种比较常见的良性疾病，根据发病原因不同，可将其分为非寄生虫性和寄生虫性肝囊肿。寄生虫性肝囊肿主要为肝包虫病。

一、非寄生虫性肝囊肿

非寄生虫性肝囊肿分为先天性肝囊肿和肿瘤性囊肿两种，其中以先天性肝囊肿最常见。其又可分为先天性和后天性（如创伤性、炎症），先天性囊肿又称真性囊肿，后天性囊肿则称为假性囊肿。内胆管囊状扩张，创伤性囊肿由外伤引起的肝血肿液化坏死后形成；炎症性囊肿实际上是潴留性肝囊肿，由肝内胆管结石阻塞胆管或胆管炎性狭窄引起；肿瘤性囊肿有畸胎瘤性囊肿、囊状淋巴瘤、囊性腺瘤等。先天性肝囊肿起源于肝内迷走的胆管，由内胆管和淋巴管在胚胎期的发育障碍所致。通常所称的肝囊肿就是指先天性肝囊肿。肝先天性肝囊肿又可分为单发性和多发性两种。单发肝囊肿最大者，囊内液体可达 500 mL 以上。肝内有两个以上囊肿者即为多发性肝囊肿。有些病例并发多囊肾，也可同时存在胰腺、肝内有散在的大小不等的囊肿。通过 B 超检查，肝囊肿的诊断一般不难。对于小的囊肿而又无症状者不需特殊处理，但对大的而又出现压迫症状者，应予以治疗。治疗方法包括囊肿穿刺抽液术、囊肿开窗术、囊肿引流术或囊肿切除术等。带蒂的囊肿，可行囊肿切除术；囊肿并发感染、有胆汁时，如病变局限，可行肝切除术；大的囊肿可行开窗术，并置管引流，待囊内出血或囊液流出后，将引流管拔除。囊壁厚的囊肿应行内引流，如囊肿空肠 Boux-en-Y 吻合术；多发性肝囊肿，一般仅处理其中引起症状的大囊肿。

二、肝包虫病

肝包虫病又称肝棘球蚴病，是犬绦虫（棘球绦虫）的囊状幼虫（棘球蚴）寄生在肝所致的一种寄生虫病，我国西北及西南的大畜牧地区较多见。肝包虫病有两种，一种是由细粒棘球蚴引起的单房性包虫病（肝包虫囊肿），较常见；另一种是由多房性或泡状棘球蚴感染所致的泡状棘球蚴病（又称滤泡型肝包虫病），较少见。

（一）病因及病理

细粒棘球绦虫的终末宿主主要是犬，亦可为狐、狼等。中间宿主是羊、马、牛、骆驼等。当虫卵随犬粪排出，污染草场和水源，被羊吞食，则在羊肝或其他脏器寄生发育成棘球蚴。当病羊死亡或宰杀后，将带有棘球蚴的脏器喂犬，则棘球蚴的头节在犬小肠内发育成细粒棘球蚴绦虫。当人与皮毛上黏附有虫卵的犬和羊接触或直接食入被虫卵污染的食物后，虫卵在十二指肠内孵化为六钩蚴，穿透肠黏膜进入门脉系统。约有10%的虫蚴停留在肝发育成虫囊，其余的虫蚴随血流经肝静脉散布至肺、肾、脾、脑、肌肉、眼眶和脊柱等部位。

细粒棘球蚴在肝内先发育成小的空囊，即为初期的包虫囊肿，囊内不含头节。囊体逐渐长大，形成囊肿的内囊，它的周围由中间宿主的组织形成的纤维性包膜，称外囊，形成包虫囊肿的壁，但外囊并不属于包虫囊肿本身。内囊的壁又分角质层和生发层。角质层位于生发层外面，是生发层细胞的分泌物所形成的一层白色粉皮样具有弹性的半透明膜，对生发层细胞有保护、支持、吸收营养物质等作用。生发层的内层是棘球蚴本体，由一排具有显著繁殖能力的细胞组成，可产生生育囊（生发囊）、头节和子囊，子囊产生孙囊。子囊为生发层向内芽生而成，内含大量头节，破裂后头节进入囊液，即形成包虫类砂。生发层亦可向外芽生形成外生囊。外囊与内囊紧贴，但不相连。包虫囊肿大小不一，囊液透明，偏碱性。内含大量的头节和子囊以及少量蛋白质和无机盐类。

囊内的液体经囊壁吸收至血液循环后，可引起机体过敏反应。当囊肿破裂，大量囊液流入胸腔或腹腔时，可产生严重的过敏性休克，甚至造成死亡。同时，大量的头节、子囊污染胸腔或腹腔，产生继发性包虫囊肿。有时囊肿可破入肺、肝胆管或胃肠道，形成内瘘或并发感染。

多房性棘球蚴绦虫的生活史与细粒棘球绦虫类似，其终末宿主多为狐，少数为犬。虫卵能耐低温，因此，泡状棘球蚴病多见于寒带国家或地区。肝泡状棘球蚴病无包膜，与周围肝组织无明显界线，呈灰白色硬结节状，内含有少量胶状液体。有时肿块中央区可见坏死、液化和化脓感染。

（二）临床表现

单纯性包虫囊肿在早期症状不明显，发展到一定阶段则可出现上腹部肿块、腹痛等，或有压迫邻近器官的症状。肿块呈圆形，表面光滑，边界清楚，质坚韧而有弹性感，能随呼吸上下移动，触之有震颤，即包虫囊肿震颤征（以手指叩囊肿，另一手可及囊液冲击震颤感）。体积较大的囊肿压迫周围脏器可产生相应的临床表现，如压迫胃肠道，可出现上腹饱胀、食欲不振、恶心呕吐等；压迫胆管可引起黄疸；压迫门静脉和下腔静脉可出现腹腔积液、脾大和下肢水肿等。

在发病过程中，患者常有过敏反应史，如皮肤瘙痒、荨麻疹、呼吸困难、腹痛等。无并发症的患者全身情况一般较好。

肝泡状棘球蚴可有慢性进行性肝囊肿，肋缘下可扪及坚硬的肿块，表面不平滑，酷似肝癌。若病程较长，病变可累及整个肝，出现黄疸、发热、腹腔积液等。

（三）诊断及鉴别诊断

凡有牧区居住或与犬、羊等动物有密切接触史的患者，上腹部出现缓慢生长的肿块而全身情况较好者，均应考虑到本病的可能。凡是怀疑有肝包虫囊肿者，严禁以肝穿刺作为诊断方法，因囊肿内压甚高，穿刺极易造成囊肿破裂和囊液外溢，导致严重的并发症。下列检查可帮助诊断。

1. 包虫囊液皮内试验

泡状棘球蚴病阳性率高。方法是：手术中获得的透明的包虫囊液，滤去头节，高压灭菌后作为抗原，一般用生理盐水稀释液 0.2 mL 进行皮内注射，形成 0.5 cm 直径的皮丘，15 min 后观察结果。皮丘扩大或周围红晕直径超过 2 cm 者为阳性。有的患者在注射 6～24 h 后才出现阳性反应，称为延迟反应，仍有诊断价值。

2. 补体结合试验

若棘球蚴已死或包虫囊肿破裂，此种试验不可靠。切除囊肿 2～6 个月后，此试验转为阴性。

3. 间接血凝法试验

间接血凝法试验特异性较高，罕见假阳性反应，阳性率可达 81%。摘除包囊一年以上，常转为阴性，可借此确定手术效果及有无复发。

4. 嗜酸性粒细胞

嗜酸性粒细胞计数通常为 4%～12%，有时可高达 30% 以上。

5. B 超检查

囊肿部位表现为液性暗区，边缘光滑，界限清晰，外囊壁肥厚钙化时呈弧形强回声伴声影，有时暗区内可见漂浮光点反射，对肝包虫囊肿的诊断有很大意义。

6. 其他检查

X 射线检查、放射性核素肝扫描也有辅助诊断价值。必要时可做 CT 或 MRI 检查。

肝包虫病的诊断一般不难，但囊肿继发感染时易与肝脓肿混淆；囊肿破裂后，子囊或其碎屑阻塞胆总管，可误诊为胆管结石症。肝泡状棘球蚴病应与肝海绵状血管瘤、肝癌相鉴别。

（四）并发症

较常见的并发症有：①囊肿继发感染，体温升高及毒血症状，酷似肝脓肿。②囊肿破裂，可穿通膈肌而直接破入肺内，形成支气管、肝包囊脓性脓肿，经久不愈；也可由外伤挤压或行不正确的肝穿刺，引起急剧的腹痛及过敏性休克，数小时内出现荨麻疹和皮肤瘙痒。③咳出的囊液、子囊、内囊碎片及胆汁使囊肿破裂，囊液流入腹腔，引起腹腔感染。同时由于头节外溢，造成播散移植，数月后发生数以百计的粟粒样多发性包虫囊肿，如囊肿破入胆管，囊内容物可阻塞胆管，引起胆绞痛并引起腹腔粘连及发展成为多个大囊肿，引起阻塞性化脓性胆管炎和黄疸；如囊肿破入胸腔，可引起急性胸腔积液和过敏反应，严重可发生休克或窒息。④囊肿与腹壁粘连并穿破腹壁自溃，流出囊液及囊肿内容物，形成经久不愈的窦道。

（五）治疗

以手术治疗为主，根据病情及有无并发症选用不同的手术方法。清除内囊，防止囊液外溢，消灭外囊残腔和预防感染。手术原则是彻底切除囊肿，有以下方法。

1. 单纯内囊摘除术

单纯内囊摘除术是最常用的方法，适用于无感染的病例。手术显露包虫囊肿后，用湿纱布垫保护切口与周围脏器，纱布垫上再铺一层浸有10%甲醛溶液的纱布。在囊壁上缝两针牵引线，于两线间先用粗针穿刺抽取部分囊液以减低囊内压。然后沿原穿刺点刺入套管针。用吸引器吸净囊液。在无胆汁漏出情况下，再注入10%甲醛溶液杀灭头节，5 min后吸出，如此反复2～3次，最后将囊内液体尽量吸净，拔除套管针。注入甲醛溶液，浓度不宜过高，以免吸收中毒和外囊内壁呈硬化性改变或坏死。

必须指出，在吸液过程中如发现囊液呈金黄色（正常为无色透明液体），表明有胆瘘存在。在这种情况下，内囊不能注入大量甲醛溶液，以免甲醛溶液进入胆管造成严重损害。可先注入少量10%甲醛溶液以杀灭头节，5～10 min后，再将囊液连同甲醛溶液一并吸出。囊液吸净后，内囊即与外囊分离而塌陷，将外囊提起剪开，摘除内囊及子囊，再用10%甲醛溶液或3%过氧化氢溶液擦拭外囊内壁，以消灭残留头节和遗留碎屑，然后用盐水纱布擦净。在残腔内作壁对壁拉拢缝合，外囊切口做内翻缝合，以消灭残腔。囊内可不放置引流。如有胆瘘，应予缝合，在缝闭残腔的同时，腔内再放置橡皮管引流。如瘘口较大或术前有黄疸，除内囊摘除和囊腔置引流管外，还需行胆总管切开引流术。对不易塌陷的较大外囊囊腔，如果没有渗血，也没有胆汁渗出，可用大网膜填塞囊腔缝合，以消灭囊内无效腔。抽吸囊液和注射甲醛溶液摘出内囊对已有明显化脓感染的包虫囊肿，除用抗生素治疗外，在手术摘除内囊后，可用双套管负压吸引引流。如引流物不多，可于1周后拔除引流管。如严重感染，引流量多，残腔大，外囊增厚不能塌陷，可作空肠外囊吻合内引流术。

2. 肝切除术

下列情况可考虑行肝切除术：①单发囊肿体积巨大、囊壁坚厚或钙化不易塌陷，局限于半肝内，而且病侧肝组织已萎缩；②局限于肝的一叶、半肝内的多发性囊肿和肝泡状棘球蚴病；③引流后囊腔经久不愈遗留瘘管；④囊肿感染后形成厚壁的慢性脓肿。

肝包虫囊肿经手术切除后，效果良好。对不能外科手术治疗或术后复发、经多次手术不能根治者，可用甲苯达唑治疗，每日3次。此药能通过弥散作用穿透包虫囊膜，可使包虫囊肿缩小或消失，并且对育囊和头节有杀灭作用。

第二节　肝脓肿

临床上常见的肝脓肿有细菌性肝脓肿和阿米巴性肝脓肿。阿米巴性肝脓肿主要在内科中讲授，本节主要介绍阿米巴性肝脓肿的外科治疗问题。

一、细菌性肝脓肿

（一）病因

细菌性肝脓肿由化脓性细菌引起，故亦称化脓性肝脓肿。肝有肝动脉和门静脉双重血液供应，其胆管系统与肠道相通，增加了发生感染的可能性，引起细菌性肝脓肿最常见的致病菌是大肠杆菌和金黄色葡萄球菌，其次为链球菌、类杆菌属等。胆管源性以及经门静脉播散者以大肠杆菌为最常见，其次为厌氧性链球菌。经肝动脉播散以及"隐源性"者，以葡萄球菌尤其是金黄色葡萄球菌为常见。其中经胆管途径较多见。

此外，在开放性肝损伤时，细菌可随致伤异物或从创口直接侵入肝引起脓肿；细菌也可来自破裂的小胆管。有一些原因不明的肝脓肿，称隐源性肝脓肿，可能与肝内已存在的隐匿病变有关。当机体抵抗力减弱时，这种隐匿病变的病原菌在肝内繁殖，引起肝脓肿。有人指出隐源性肝脓肿中25%伴有糖尿病。

（二）病理

化脓性细菌侵入肝后，引起局部炎症改变，或形成单个或多个小脓肿。经适当的治疗，散在的小脓肿多能被吸收机化。如治疗无效，感染继续扩散，破坏肝组织，多个小的脓肿可融合成一个或数个较大的脓肿。由于肝血运丰富。在肝脓肿形成发展过程中，大量毒素被吸收后呈现较严重的毒血症。当脓肿进入慢性期后，脓腔在4周内出现肉芽组织增生、纤维化，此时临床上毒血症也可减轻或消失。肝脓肿可向腹腔或胸腔穿破引起严重并发症。

（三）临床表现

1. 寒战和高热

寒战和高热是常见的症状。往往寒热往来，反复发作，多呈一日数次的弛张热，体温为38～41 ℃，伴有大量出汗，脉率增快。

2. 肝区疼痛

肝大引起肝被膜急性膨胀，导致肝区持续性钝痛。炎症刺激或感染向胸膜、肺扩散，可出现胸痛或右肩牵拉痛及刺激性咳嗽和呼吸困难。

3. 乏力、食欲不振、恶心和呕吐

这些症状主要是由全身中毒性反应及消耗所致，患者在短期内即出现严重病容。少数患者还出现腹泻、腹胀以及难以忍受的呃逆等症状。

4. 肝区压痛和肝大

肝区压痛和肝大常见。存在右肝脓肿时，右下胸部和肝区有叩击痛。有时出现右侧反应性胸膜炎或胸腔积液。若脓肿移行于肝表面，其相应体表部位有皮肤红肿，且有凹陷性水肿；若脓肿位扩到右肝下部，常见到右季肋部或右腹部饱满，甚至可见局限性隆起，能触及肿大的肝或波动性肿块，有明显触痛及腹肌紧张等。左肝脓肿时，体征则局限在剑突下。有胆管梗阻的患者常见有黄疸。其他原因引起的化脓性肝脓肿，一旦出现黄疸，提示病情严重，预后不良。

（四）诊断

1. X射线检查

可见肝阴影增大，右膈肌抬高、局限性隆起和活动受限，或伴有右下肺肺段不张、胸膜反应或胸腔积液甚至脓胸等。少数产气性细菌感染或与支气管穿通的脓肿内可见到气液面。

2. B 超检查

B 超检查用以测定脓肿部位、大小及距体表深度，为确定脓肿穿刺点或手术引流进路提供了方便，可作为首选的检查方法，其阳性诊断率可达 96% 以上。

（五）治疗

1. 非手术治疗

对急性期肝局限性炎症而脓肿尚未形成或多发性小脓肿，应非手术治疗。在治疗原发病灶的同时，使用大量有效抗生素和全身支持疗法，以控制炎症，促使炎症或小脓肿吸收自愈。由于细菌性肝脓肿患者中毒症状严重，全身状况较差，故在应用大剂量抗生素控制感染的同时，应积极补液，纠正水与电解质紊乱，给予维生素，必要时可反复多次输入小剂量新鲜血液和血浆，以纠正低蛋白血症，改善肝功能和增强机体抵抗力。由于肝脓肿病原菌以大肠杆菌、金黄色葡萄球菌和厌氧性细菌多见，故在未确定致病菌以前，可先用广谱抗生素，待细菌培养及抗生素敏感试验结果出来后再决定是否调整抗菌药物。

2. 手术治疗

（1）脓肿切开引流术：对于较大的脓肿估计有穿破可能，或已穿破并引起腹膜炎、脓胸，以及胆源性肝脓肿或慢性肝脓肿者，在应用抗生素治疗的同时，应积极进行脓肿切开引流术。近年来，由于广泛应用 B 超引导下穿刺吸脓或置管引流治疗肝脓肿，经前侧或后侧腹膜外脓肿切开引流术已很少采用，必要时可作经腹腔切开引流术。

手术方法：右肋缘下作斜切口（右肝脓肿）或作经腹肌切口（左肝脓肿）。首先，入腹后探查肝，确定脓肿部位，用湿盐水纱布垫保护手术野四周，以免脓液扩散污染腹腔。然后，用穿刺针吸得脓液后，沿针头方向用直血管钳插入脓腔，排出脓液，再用手指伸进脓腔，轻轻分离腔内间隔，脓腔内放置橡皮管引流。这种方法可达到充分而又有效的引流。它不仅可确定肝脓肿的诊断，同时还可以探查确定原发病灶，予以及时处理；若伴有急性化脓性胆管炎，可同时行胆总管切开引流术。

（2）肝切除术：对于慢性厚壁肝脓肿和肝脓肿切开引流后脓肿壁不塌陷，留有无效腔或窦道长期流脓不愈者，以及肝内胆管结石并发左外叶多发性肝脓肿，且该肝叶已严重破坏、失去正常功能者，可行肝叶切除术。急诊肝叶切除术因有使炎症扩散的危险，一般不宜施行。但对部分肝胆管结石并发左外叶肝脓肿、全身情况较好、中毒症状不严重的患者，在应用大剂量抗生素的同时急诊行左外叶肝切除术的效果较好，可避免二次手术。因这样可同时去除原发病灶，有利于控制感染。

二、阿米巴性肝脓肿

首先应考虑非手术治疗，以抗阿米巴药物治疗和反复穿刺吸脓以及支持疗法为主。

1. 闭式引流术

闭式引流术适用于多次穿刺吸脓无效者。在严格无菌操作下，选择脓肿距体表最近处，采用套管式穿刺针，施行闭式引流术。注意置入的塑料管应妥善固定，以防滑脱。

2. 切开引流

下列情况应考虑手术切开引流：①经抗阿米巴药物治疗及穿刺排脓后高热不退；

②脓肿穿破入胸腔或腹腔，并发脓胸及腹膜炎。切开排脓后，放置双套管持续负压引流。

3. 肝切除术

肝切除术适用于：①慢性厚壁脓肿，切开引流后脓腔壁不易塌陷，而药物治疗又无效者；②脓肿切开引流后形成难以治愈的残留无效腔或窦道者。

第八章

泌尿外科疾病

第一节 肾脏损伤

一、概述

肾脏深藏于肾窝，受到周围结构较好的保护：其后面上部与膈肌接触，并借膈肌和第11、第12肋相邻；下部和腰大肌、腰方肌相邻；两肾顶端都有肾上腺覆盖；两肾的前面各不相同，右肾前面上部紧贴肝右叶下面，下部与结肠肝曲相邻，内侧与十二指肠降部相邻，左肾前上部与胃底及脾脏相邻，中部有胰尾横过，下部与空肠及结肠脾曲相接。正常肾脏有1～2 cm的活动度，故肾脏不易受损。但从另一方面观察，后面的骨质结构也可以引起肾脏损伤，如下位肋骨骨折的断端可穿入肾实质，肾脏被挤于脊柱和其横突之间而受到损伤。

肾脏损伤的发病率不高。肾脏损伤常是严重多发性损伤的一部分。在一组意外伤亡的326例尸解中，发现肾脏损伤36例（11%）。国内报道腹部损伤病例中，肾脏损伤占14.1%；腹部穿透伤中，肾脏损伤占7.5%。但实际上肾脏损伤的发病率要比这些数字所表示的高，因为严重的多发性损伤病例常忽视了肾脏损伤，而轻微的肾脏损伤常不伴有严重症状而被漏诊。

肾脏损伤大多见于20～40岁的男性。这与从事剧烈体力劳动和体育活动有关。男女病人数之比约为4：1。婴幼儿的肾脏损伤比较常见，这与解剖特点有关：①婴幼儿肾脏相对较大，位置较低；②保护性的肾周脂肪较少，肌肉也不发达；③具有缓冲作用的肾周筋膜发育不全，肾脏直接依靠着相当紧张的腹膜；④有些婴幼儿有先天性肾积水、肾胚胎瘤等疾病而易发生损伤。有人统计，每2 000例住院儿童中即有1例肾脏损伤，而15岁以下的有肾脏损伤的儿童占所有肾脏损伤病例的20%。在婴幼儿中，性别对肾脏损伤发病概率的影响不明显。肾脏损伤大多是闭合性损伤，占60%～70%，可由直接暴力（如撞击、跌打、挤压等）或间接暴力（如对冲伤）所致。开放性损伤多见于战时和意外事故，无论是由冷兵器还是火器所致，常伴有其他脏器的损伤，后果严重。偶然医疗操作如肾穿刺、腔内泌尿外科检查或治疗时也可发生肾脏损伤。

（一）病因

1. 直接暴力

肾区受到直接打击，躯体跌倒在坚硬的物体上，或被挤压于两个外来暴力的中间。

— 106 —

2. 间接暴力

高处跌落时，双足或臀部着地，由于剧烈的震动而伤及肾脏。

3. 穿刺伤

常为贯通伤，可以损伤全肾或其一边，一般均伴发腹腔或胸腔其他内脏损伤。

4. 自发破裂

肾脏也可无明显外来暴力而自发破裂，这类"自发性"的肾破裂常由肾脏已有的病变如肾盂积水、肿瘤、结石和慢性炎症等所引起。

（二）发病机制

1. 闭合性肾脏损伤的机制

（1）直接暴力打击：外伤的着力点很重要，如果直接打击腹部，肾脏损伤发生率为10.0%～20.1%，腰部受到打击则为60%左右。致伤原因以撞击为主，其次为跌落、交通事故等。国外以交通事故居首，占50%以上，最高可达80%。体育运动时除被他人或球类撞击受伤外，身体突然旋转或强烈的肌肉收缩也可以引起肾脏损伤。此类损伤以镜下血尿多见，即所谓的运动性血尿，右肾多见。Fancz等曾利用计算机模拟肾脏的二维模型，研究肾脏受到打击时肾脏内能量的传导和压力的分配，他们发现最大压力点出现在肾实质边缘，而且该压力点的压力还受肾盂内的静水压以及肾实质内是否存在肾囊肿的影响，当肾盂内的静水压较高或肾实质内存在肾囊肿时，在同样的外力打击下，肾实质边缘最大压力点的压力也随之提高。这与临床所见的在受到腹部钝性打击时肾脏损伤多出现在肾脏表面，以及梗阻积水的肾脏和伴有肾囊肿的肾脏更易出现肾脏损伤相符。

（2）减速伤：多见于从高处跌下足跟或臀部着地以及发生交通事故身体突然减速时，肾脏由于惯性作用，继续下降或猛烈地撞击肋骨或腰椎造成肾脏实质或肾蒂的损伤。由于肾脏急剧移位，肾蒂受到猛烈的向上或向下的牵拉，血管外膜及肌层被伸张，但无弹性的内膜则发生不同程度的挫伤或断裂，导致内膜下出血、管腔狭窄或血栓形成。较严重的损伤可使血管肌层和外膜破裂导致血管撕裂或断裂。

（3）冲击伤：冲击伤所致的肾脏损伤较少见且相对较轻，但其并发存在的心、肺、肝、脾、肠、胰腺损伤却很常见且较重。肾脏的损伤主要表现为包膜下或实质的斑块状出血，偶见有小的撕裂或梗死。其产生的损伤主要是由冲击波超压和动压的作用所致，负压也可能有一定的作用。它造成肾脏损伤的学说包括以下几种。

A. 碎裂效应，亦称剥落效应：当压力波自较致密的组织传导至较疏松的组织时，在两者的界面上会引起反射，致使较致密的组织因局部压力突然增高而引起损伤。

B. 惯性效应：致密度不同的组织，其压力波传递的速度有所不同，在疏松的组织中传递较快，致密的组织中传递较慢，因而两者易造成分离性损伤。

C. 近年来在冲击波致伤机制研究方面最主要的进展就是试图用生物力学阐明原发冲击伤的发生机制。美国Stuhmiller等提出机体对冲击波响应的物理过程包括3个阶段：①体表对冲击波负载的迅速响应。冲击波作用于体表力的大小称之为冲击载荷，朝向冲击波源的体表受力最大，组织结构的几何形状可使冲击波发生绕射或聚焦，在部分开放的结构内所受的冲击载荷较自由场中大得多。②冲击载荷作用于机体后，组织器官会发生变形，组织内产生应力。③组织应力和损伤。一定的应力可造成组织出血或破裂。

（4）挤压伤：多见于交通事故，致伤原因复杂，直接打击或挤压于腹部引起腹内压急剧升高造成肾脏损伤。

2. 开放性肾脏损伤的机制

（1）现代火器伤：低速投射物穿入组织时，其作用力沿着弹道的轴线前进。在其前进过程中，直接离断、撕裂和击穿弹道上的组织，形成所谓的残伤道或原发伤道。高速投射物穿入组织不仅具有前冲力，形成原发伤道，而且还产生很大的能量和速度，并向四周扩散，迫使原发伤道的组织迅速向四周压缩与移位，由此形成一个比原发伤道或投射物直径大数倍甚至数十倍的椭圆形空腔，同时质轻、高速的枪弹进入人体内遇阻后易发生反跳，从而改变前进的方向，由此造成多脏器损伤。曾有高速枪弹击中人臀部后急剧改变方向，穿过胸、腹腔造成胸、腹腔脏器多处损伤的报道。

（2）刺伤：利器所造成的肾脏开放性损伤在平时和战时均可见到，利器刺入伤道所经过的器官组织发生直接损伤。因此，利器从身体不同部位刺入并造成肾脏损伤时，常并发不同组织、器官的损伤，其中以结肠、肝、脾的并发伤最常见。

（3）医源性损伤：

A. 对肾脏及其邻近组织、器官施行手术及行内腔镜检查、治疗时所造成的肾脏损伤。例如，行肾盂或经肾窦肾盂切开取石术，或行经皮肾镜取石术等手术时造成的损伤。

B. 行体外冲击波碎石术（extracorporeal shock wave lithotripsy，ESWL）时所造成的肾脏损伤。早期肾脏损伤主要是肾小球和肾间质出血、肾小管坏死、肾小球滤过率下降和肾周血肿等，其机制尚不明确，可能与 ESWL 产生的高能震波通过产生空化效应有关。国内外亦有不少报道肾结石患者行 ESWL 治疗时并发肾包膜下血肿、肾裂伤、肾周血肿，乃至行开放性手术处理这些并发症，甚至肾切除。

（三）病理

肾脏损伤可分为闭合性损伤（如肾挫伤和肾裂伤）和贯通伤（如枪弹伤、刺伤）两类。根据肾脏损伤的严重程度可以分为以下几类。

1. 肾脏轻度挫伤

此损伤仅局限于部分肾实质，形成实质内瘀斑、血肿或局部包膜下小血肿，亦可涉及肾集合系统而有少量血尿。由于损伤部位的肾实质分泌尿液功能减低，故甚少有尿外渗，一般症状轻微、愈合迅速。

2. 肾挫裂伤

肾挫裂伤是肾实质挫裂伤。若伴有肾包膜破裂，可致肾周血肿；若肾盂肾盏黏膜破裂，则可见明显的血尿。但一般不引起严重尿外渗。内科治疗大多可自行愈合。

3. 肾全层裂伤

肾实质严重挫伤时外及肾包膜，内达肾盂肾盏黏膜，此时常伴有肾周血肿和尿外渗。如肾周筋膜破裂，外渗血尿可沿后腹膜外渗。血肿如破入集合系统，则可引起严重血尿。有时肾脏之一极可完全撕脱，或肾脏严重裂伤呈粉碎状——粉碎肾。这类肾脏损伤症状明显、后果严重，均需手术治疗。

4. 肾蒂损伤

肾蒂血管撕裂时可致大出血、休克。如肾蒂完全断裂，伤肾甚至可被挤压通过破裂的横膈进入胸腔。锐器刺伤肾血管可致假性动脉瘤、动静脉瘘或肾盂静脉瘘。对冲伤常使肾动脉在腹主动脉开口处内膜受牵拉而破裂，导致肾动脉血栓形成，使伤肾失去功能。

5. 病理性肾破裂

轻度暴力即可使有病理改变的肾脏破裂，如肾肿瘤、肾积水、肾囊肿、脓肾等。有时暴力甚至不被觉察，因而称之为自发性肾破裂。

二、临床表现

肾脏损伤的临床表现颇不一致，有其他器官同时受伤时，肾脏损伤的症状可能不易被觉察。其主要症状有休克、出血、血尿、疼痛、伤侧腹壁强直和腰部肿胀等。

（一）休克

其程度依伤势和失血量而定。除血尿失血外，肾周筋膜完整时，血肿局限于肾周筋膜；若肾周筋膜破裂，血液外渗到筋膜外形成大片腹膜后血肿；若腹膜破裂，则大量血液流入腹膜腔使病情迅速恶化。凡短时间内迅速发生休克或快速输血两个单位后仍不能纠正休克时，常提示有严重的内出血。晚期继发性出血常见于伤后2～3周，偶尔在2个月后亦可发生。

（二）血尿

90%以上肾脏损伤的患者有血尿，轻者为镜下血尿，但肉眼血尿较多见。严重者血尿甚浓，可伴有条索状或铸型血块和肾绞痛，有大量失血。多数病例的血尿是一过性的，开始血尿量多，几天后逐渐消退。起床活动、用力、继发感染是继发血尿的诱因，多见于伤后2～3周。部分病例血尿可延续很长时间，甚至几个月。将每小时收集的尿液留在试管中分别依次序排列在试管架上比较尿色深浅，可以了解病情进展情况。没有血尿不能排除肾脏损伤的存在，尿内血量的多少也不能断定损伤的范围和程度。肾盂遭受广泛性的损伤、肾血管受伤（肾动脉血栓形成、肾蒂撕脱）、输尿管断裂或被血块或肾组织碎片完全堵塞导致血液流入腹腔，以及血和尿同时外渗到肾周围组织等损伤情况时，尽管伤情严重，但血尿可不明显。

（三）疼痛与腹壁强直

伤侧肾区有痛感、压痛和强直，身体移动时疼痛加重，但轻重程度不一，这种痛感是由肾实质损伤和肾被膜膨胀所引起。虽然腹壁的强直会影响准确的触诊，但在某些病例仍可在腰部扪到由肾出血形成的肿块。疼痛可局限于腰部或上腹，或散布到全腹，放射到背后、肩部、髋区或腰骶部位。如伴腹膜破裂而有大量尿液、血液流入腹腔，可致全腹压痛和肌卫等腹膜刺激征象。当血块通过输尿管时可有剧烈的肾绞痛。腹部或腰部的贯通伤常有广泛的腹壁强直，可由腹腔或胸腔内脏的损伤引起，但亦可为肾区血肿或腹腔内出血所致。

（四）腰区肿胀

肾破裂时的血或尿外渗在腰部可形成一不规则的弥漫性肿块，若肾周筋膜完整，则肿块局限；否则在腹膜后间隙可造成广泛性的肿胀，以后皮下可出现瘀斑，这种肿胀即使在腹肌强直时也往往可以扪及。从肿胀的进展程度可以推测肾脏损伤的严重程度。为缓解腰区疼痛，患者脊柱常呈侧突，有时尚需与脾、肝包膜下出血所形成的肿块相鉴别。

三、诊断与鉴别诊断

（一）诊断

根据受伤史、临床表现及尿液检查即可对肾脏损伤做出初步诊断。血尿为诊断肾脏损伤的重要依据之一，对不能自行排尿的伤员，应导尿进行检查。腹部 X 射线平片（kidney ureter bladder，KUB）、静脉尿路造影（intravenous urography，IVU）可了解骨折、肾实质破裂及肾周围血肿情况。B 超检查可初步了解肾实质的伤情。CT 检查为无创性检查，可精确了解肾实质损伤及血、尿外渗情况，并能及时发现并发伤。肾脏损伤出现典型腹膜刺激症状或移动性浊音时，应警惕并发腹内脏器损伤的可能。腹腔穿刺有一定的诊断价值。

1. X 射线检查

X 射线检查对肾脏损伤的诊断极为重要，应尽可能及早进行，否则可因腹部气胀而隐蔽肾脏阴影的轮廓。

（1）腹部平片：腹部平片上，肾阴影增大暗示有肾被膜下血肿，肾区阴影扩大则暗示肾周围出血。腰大肌阴影消失、脊柱向伤侧弯曲、肾阴影模糊或肿大、肾活动受到限制以及伤侧横膈常抬高且活动幅度减小则更可表示肾周组织有大量血或尿外渗。由于肠麻痹而可见肠道充气明显。另外，尚可能发现有腹腔内游离气体、气液平面、腹腔内容变位、气胸、骨折、异物等严重损伤的证据。

（2）排泄性尿路造影：能确定肾脏损伤的程度和范围。轻度的肾脏损伤可无任何迹象或仅为个别肾盏的轻度受压变形或在肾盏以外出现囊状的局限阴影。血块存在于肾盂、肾盏内表现为充盈缺损。在断层片上可见肾实质有阴性阴影。广泛肾脏损伤时，一个弥散不规则的阴影可扩展到肾实质的一部分或肾周，造影剂排泄延迟。集合系统有撕裂伤时可见造影剂外溢。输尿管可因血尿外渗而受压向脊柱偏斜、肾盂输尿管连接处向上移位和肾盏变形等，排泄性尿路造影亦可反映两肾的功能。先天性孤立肾虽极少见，但应想到这一可能。休克、血管痉挛、严重肾脏损伤、血管内血栓形成、反射性无尿、肾盂输尿管被血块堵塞等原因可导致肾脏不显影。故首先必须纠正休克，使收缩血压高于 12 kPa（90 mmHg）后才进行排泄性尿路造影。用大剂量排泄性尿路造影剂（50%泛影葡胺 2.2 mL/kg+150 mL 生理盐水快速静脉滴注）可得到比一般剂量更好的效果，并且可避免压腹引起的疼痛。

（3）膀胱镜逆行尿路造影：膀胱镜逆行尿路造影可了解伤肾破裂情况，但由于可引起逆行尿路感染，因此尽可能不采用此检查。

（4）主动脉和选择性肾动脉造影：主动脉和选择性肾动脉造影应在伤后 2 h 以后进行，以避免受外伤引起的早期血管痉挛的影响。肾轻度损伤时肾动脉造影可完全正常。

肾实质裂伤时可见肾实质边缘典型的开裂，有时须与胚胎性分叶肾区别。根据包膜动脉和肾盂动脉的延长或移位，可以诊断较小的周围血肿。典型的肾内血肿表现为叶间动脉的移位或歪斜以及局部肾实质期显影度降低。若其周围呈均匀的正常显影，表示血供良好，而周围呈斑点状不均匀的显影或显影度降低，应考虑周围肾组织外伤性血管栓塞或严重而持久的血管痉挛。这些伤员常易发生迟发性出血或腹膜后尿液囊肿形成。无血管区限于小范围肾实质时说明伤情轻、预后好。肾动脉血栓形成表现为肾主动脉或其分支为一盲端，呈切断现象，并常伴有动脉近端的球状扩张，相应肾实质显影不良；在肾静脉期，静脉不显影。外伤性肾动静脉瘘则表现为肾静脉过早显影，于动静脉之间有一囊状结构的通道。动静脉瘘较大时，由于血流动力学改变，动静脉瘘的虹吸作用引起相应肾实质缺血，显影减低。肾动脉造影还能评估肾皮质梗死后是否有侧支存在。若伴有其他内脏损伤，尚可行选择性相应脏器的血管造影。CT对一些小的肾裂伤和其他内脏损伤也可辅助做出诊断。

2. B超检查

超声可以用于随访血肿的大小和进展，也可用于鉴别肝、脾包膜下血肿。放射性核素肾扫捕时受伤区呈核素低浓度之"冷区"，肾轮廓不整齐。该方法安全、简便，不受肠内容物干扰，尤其适用于排泄性尿路造影显影不佳时。

3. CT检查

CT检查在肾脏损伤的诊断及随访中均具有十分重要的价值。在患者全身情况允许的情况下，应作为首选的检查。它不仅可以准确了解肾实质损伤的程度、范围以及血、尿外渗的情况，还可同时明确有无其他腹腔脏器的损伤。单纯包膜下血肿大多只是肾实质的轻微损伤，一般不累及收集系统，除非临床血尿明显。CT影像诊断明确，可见如"爪"字形高密度改变，实质损伤达髓质区，薄层扫描利于清楚显示；肾周血肿常并发包膜下血肿，多有集合系统的损伤，因尿液的渗入，CT图像显示血肿密度不均匀；单纯肾挫裂伤相对少见，也可并发集合系统损伤致临床血尿，一般CT影像表现为肾实质内点状或条状高密度模糊区，增强扫描不强化，临床血尿阳性；严重肾脏损伤可伤及肾血管蒂，并发肾周及包膜下血肿，存在集合系统损伤，尿液外渗CT影像表现为肾实质横断、碎裂；牵拉所致肾盂输尿管移行段（ureteropelvic junction，UPJ）撕脱伤，常仅限于儿童，当有大量尿液外渗，且位于内侧而非通常的肾后外侧的肾周间隙部，加上输尿管不显影时，高度提示输尿管或肾盂破裂。血块堵塞输尿管或发生肾蒂断裂时可无血尿，但后者临床急性全身失血征明显，CT扫描显示腹膜后腔大量积血，密度不均匀，增强扫描或静脉肾盂造影（intravenous pyelography，IVP）检查患侧肾盂输尿管不显影。常用CT平扫及增强扫描，必要时补充IVP检查可为临床诊疗提供充分的依据。

CT检查迅速、安全，评估肾脏损伤的程度、范围准确度高，分类细致全面，是临床诊疗依据及时可靠的信息来源，具有重要的地位。条件允许时，特别是对开放性损伤，CT检查宜作为首选。

4. 放射性核素扫描

放射性核素扫描对肾脏损伤的诊断及随诊检查有一定帮助，扫描方法简单而安全，可根据情况采用。

（二）鉴别诊断

1. 腹腔脏器损伤

腹腔脏器损伤主要为肝、脾损伤，有时可与肾脏损伤同时发生。表现为出血、休克等危急症状，有明显的腹膜刺激症状；腹腔穿刺可抽出血性液体；尿液检查无红细胞；超声检查肾无异常发现；IVU 示肾盂、肾盏形态正常，无造影剂外溢情况。

2. 肾梗死

肾梗死表现为突发性腰痛、血尿、血压升高，IVU 检查示肾显影迟缓或不显影。逆行肾盂造影可发现肾被膜下血肿征象。肾梗死患者往往有心血管疾患或肾动脉硬化病史。血清乳酸脱氢酶、谷氨酸草酰乙酸转氨酶及碱性磷酸酶升高。

3. 自发性肾破裂

自发性肾破裂表现为突然出现腰痛及血尿症状，体检示腰腹部有明显压痛及肌紧张，可触及边缘不清的囊性肿块。IVU 检查示肾盂、肾盏变形和造影剂外溢。B 超检查示肾集合系统紊乱，肾周围有液性暗区。一般无明显的外伤史，既往多有肾肿瘤、肾结核、肾积水等病史。

四、并发症

肾脏损伤后并发症分为早期和晚期两类。所谓早期并发症是指损伤后 6 周之内所发生的威胁患者生命，或者使损伤的肾脏丧失的情况，如继发性出血、尿外渗、肾周围脓肿、急性肾小管坏死、尿瘘等。晚期并发症包括高血压、肾积水、结石、慢性肾盂肾炎、慢性肾功衰竭、动静脉瘘等。这两类并发症大都发生于严重肾脏损伤之后，个别例外。

高血压在晚期并发症中最常见，发病率为 0.7%～33%。主要是由于肾缺血引起肾素-血管紧张素系统活性增加。肾蒂周围血肿、肾周围血肿、肾被膜下血肿机化、肾实质广泛瘢痕形成、肾内假性动脉瘤等对肾实质压迫造成供血不足，导致近球细胞及颗粒斑分泌肾素增多而继发肾素性高血压，对此应长期随诊观察。

五、治疗

（一）非手术治疗

肾脏损伤者大多数可以通过非手术治疗而保留肾脏，约 74% 获得成功。肾脏损伤患者经过积极的保守治疗和密切的临床观察，其中大部分患者病情可以渐趋平稳，血尿停止、肿块缩小、并发症少，一般无重大后遗症。在一组 186 例外伤性肾脏损伤报道中，非手术治疗的肾切除率为 3%，而手术治疗的肾脏切除率高达 20%。Mansi 等报道 108 例肾脏损伤中，Ⅲ级肾脏损伤非手术治疗结合及时穿刺引流或腔镜治疗，不仅能保留肾组织而且少有晚期并发症发生；而肾脏探查和修补术后并发症发生率高达 3%～20%。可见有效的保守治疗不仅可降低肾脏切除率，而且能有效地减少并发症。

非手术治疗包括紧急处理和一般治疗。紧急处理包括迅速地输血、输液、复苏。对于严重肾脏损伤患者，即使血压在正常范围，亦应采取防止休克的治疗，并密切观察血压、脉搏等生命体征变化及腹部肿块大小、血尿颜色等变化，对伴有休克的患者应在休克被纠正后，尽快进行必要的检查，以确定肾脏损伤的程度和范围，便于选择下一步的治疗方案。

一般治疗包括：

1. 绝对卧床休息

卧床休息的时间因肾脏损伤的程度而异，肾脏裂伤患者应卧床休息4～6周，2～3个月内不宜参加体力劳动和竞技运动。

2. 止血、镇静

应立即给予有效的止血药物，以减少继续出血的可能。由于肾脏损伤出血引起肾周血肿、肾纤维膜，以及肾周筋膜受牵拉而出现腰部胀痛，或出血进入集合系统，其血凝块引起输尿管梗阻，出现肾绞痛，故肾脏损伤患者多有明显的疼痛表现，而疼痛又会引起患者烦躁、不安、活动，进而加重肾脏出血。因此，应给予必要的镇静处理。

3. 感染的防治及补液

应给予广谱抗生素预防感染，防止血肿感染形成脓肿，并注意补入足够的能量、血容量，维持水、电解质平衡，及时补充机体在非常态下的代谢需要。

4. 保持两便通畅

严重肾脏损伤患者应立即给予保留导尿，一方面有利于观察尿液颜色变化，另一方面能防止患者排尿时加重肾脏损伤。必要时给予缓泻剂帮助患者通便。防止用力排便增加腹压，引起继发性出血。

非手术治疗的注意事项：①密切注意患者生命体征变化。在肾脏损伤的非手术治疗过程中，特别是第1周，应严密观察患者血压、脉搏、呼吸等生命体征。②绝对卧床休息。这对于防止再出血至关重要。③观察患者尿液颜色变化。如果尿液逐渐转清，局部症状逐渐改善，提示出血停止；若尿液突然转清，但出现腹部疼痛加重，可能是由血凝块堵塞输尿管所致，不能盲目认为出血停止。④观察患者局部包块大小。对于可触及肿块的患者，入院时及时标记肿块范围，并观察其大小的变化。

（二）介入治疗

肾动脉栓塞疗法：通过选择性动脉造影的检查注入栓塞剂可达到满意的止血效果。常用的栓塞剂为可吸收的自体血块和吸收性明胶海绵碎片。如先注入少量肾上腺素溶液使正常肾血管收缩，可达到使栓塞剂较集中于受伤部位的目的。

（三）手术治疗

1. 适应证

肾脏损伤的大部分患者可以通过保守治疗而获治愈，但部分肾脏损伤患者应及时给予手术治疗，否则会引起更严重的后果。对于保守治疗的患者，在非手术治疗过程中应密切观察病情的变化，做必要的手术治疗准备。在下列情况下应采用手术治疗。

（1）开放性肾脏损伤或贯通肾脏损伤患者应急诊手术，术中不仅需要修补损伤的肾脏，还应注意其他脏器的损伤情况以及有无异物的存在等。

（2）并发有胸、腹腔脏器损伤者。

（3）严重休克经大量输血补液仍不能矫正或血压回升的短期内又下降，提示有大出血可能者。

（4）非手术治疗过程中，肾区肿块不断增大，肉眼血尿持续不减，患者血红蛋白逐渐下降，短期内出现贫血者。

（5）静脉尿路造影或 CT 增强扫描显示造影剂明显外渗等。

（6）经较长时期的非手术治疗，仍反复出现血尿或并发感染或继发性高血压等。

2．手术方式

（1）肾部引流：肾脏损伤的患者早期手术常可达到完全修复的目的，引流只是作为整个手术的一部分。但在尿外渗伴感染、肾周血肿继发感染、病情危重而又不了解对侧肾脏情况时，则只能单作引流术。如发现腹膜破裂，应吸尽腹腔内的血液和尿液，然后修补腹膜裂口，在腹膜外放置引流，引流必须彻底。引流不彻底常是肾周感染不能控制、大量纤维瘢痕形成的原因。若能放置硅胶负压球引流，则效果最佳。术后引流至少留置 7 天，待每日引流量少于 10 mL，连续 3 天后才能拔除。若肾脏损伤严重而患者处于危险状态时，经积极而快速输血和输液后应及时行肾切除术。

（2）肾修补术或部分肾切除术：肾实质裂伤可用丝线缝合。修补集合系统裂口应用可吸收缝线。如垫入脂肪块或肌肉块可防止缝线切割。对失去活力的破碎组织应清创。如无明显感染，一般不必留置内支架或造瘘。创面应彻底引流。在平时的闭合性肾脏损伤中，这些方法的疗效是良好的。但在战时因有感染的贯通伤，结果多不满意。因肾实质感染、坏死和晚期出血等常需第二次手术，甚或被迫切除全肾。

（3）肾切除术：肾脏损伤后的处理应尽一切力量保留伤肾，但在病情危重时则需行肾切除，但必须在了解对侧肾功能良好后方能进行。肾切除适用于：①无法控制的大出血；②广泛的肾裂伤，尤其是战时的贯通伤；③无法修复的肾蒂严重损伤；④伤肾原有病理改变且无法修复者，如肾肿瘤、肾脓肿、巨大结石和肾积水。肾错构瘤易发生破裂出血，但属良性，且肿瘤常为多发并可能侵犯双肾，故应尽量争取做部分肾切除。

（4）肾血管修复术：肾动脉是终末分支，结扎其任一支动脉即可致相应肾实质梗死。而肾静脉分支间有广泛交通，只要保留其一条较粗的分支通畅即不影响肾功能。左肾静脉尚通过精索静脉（或卵巢静脉）和肾上腺静脉等分支回流，可在这些分支的近腔静脉端结扎肾静脉主干而不影响肾血液循环。因此，在肾静脉损伤时左肾有较多的挽救机会。对冲伤引起的肾动脉血栓形成，一旦经动脉造影证实即应手术取栓。有文献报告伤后 9 天仍取栓成功的病例，故应积极争取。动静脉瘘和主动脉瘤应予修补，如在肾实质内则可行部分肾切除。

目前国内外已可用冷冻的肾脏保存液灌注肾脏并冷冻保存 72 h 而不影响肾功能的恢复，故有可能经工作台仔细修复伤肾后予冷冻保存，待患者情况稳定后再行植入髂窝。

3．肾脏损伤伴腹腔其他脏器伤的处理

（1）伴胰腺损伤：为了避免术后发生并发症，既往肾切除率高达 33%。如处理得当，则能最大限度地保留肾组织。手术时应注意：①严密缝合肾脏集合系统，且张力不能过大；②将大网膜、筋膜或结肠置于肾和胰腺之间；③充分引流，而且两个引流分别从不同部位引出。

（2）伴结肠损伤：肾脏损伤与结肠同时损伤约占全部肾脏损伤患者的 2.5%，处理不当极有可能发生感染性尿囊肿和肾周围脓肿。目前所采取的处理原则：①75%由开放伤所致，故应积极手术探查。②术前影像学检查难以对肾脏损伤做出分类时应当剖腹探查，既可了解肾脏损伤的真实情况，又可使结肠损伤得到及时治疗。③肾脏损伤的处理原则与常规无异，即便有粪便污染依然如此，包括去除无生机的组织，止血、缝合集合系统，覆盖创面，肾被膜不能应用时可以大网膜片或腹膜片作覆盖材料。结肠伤和肾脏伤较近者，应以大网膜片将其隔开。血管损伤者，并不因结肠伤而放弃修补。④放置引流。

（3）伴腔静脉损伤：这些伤员伤势极其严重，往往由于致命出血而死亡。为了挽救患者生命，关键在于各级抢救成员从受伤地点起就应积极复苏，尽快送往附近医院。一旦患者入院，在积极抢救休克者的同时经腹进行手术探查。靠近肾门处切开后腹膜，直达肾蒂血管或腔静脉，迅速控制出血，清理手术野，依据伤情给予修补。

第二节　膀胱损伤

一、概述

膀胱损伤在泌尿系损伤中并不常见，多见于外伤，往往并发有其他下腹部脏器或骨盆、会阴部的损伤，尤其是在膀胱充盈时；少数也可因膀胱壁异常而导致自发破裂。近年来，医源性膀胱损伤越来越多见，特别是内腔镜操作导致膀胱损伤的报道已屡见不鲜。一般可通过病史、体征以及膀胱造影明确膀胱破裂的诊断、受伤部位、并发损伤情况，超声及影像学检查对快速准确判断膀胱损伤的类型有积极作用。膀胱损伤类型不同，其处理差异较大。腹膜外型膀胱破裂可采取留置导尿较为简单的保守方法，而腹膜内型膀胱破裂以及穿刺伤、贯通伤或医源性膀胱损伤则一般需开放手术修补。

（一）解剖及损伤特点

成人膀胱为盆腔内器官，四周有骨盆保护，上有腹腔脏器遮盖，在膀胱空虚状态下受钝性损伤机会较小；而当膀胱充盈、体积增大高出耻骨联合伸展至下腹部，才有可能因遭受外力而导致较严重的损伤。小儿膀胱几乎完全为一腹腔内脏器，因而在容量较小时也有破裂的可能。

外伤后单发的严重膀胱损伤较少见，83%～95%的膀胱损伤并发骨盆骨折。除了尖利骨片有刺穿膀胱的可能，骨盆骨折的剪力作用也可以撕裂膀胱壁导致膀胱破裂，这类破裂虽然由骨盆骨折造成，但其部位往往与骨盆骨折部位不一致，有报道称仅有35%的膀胱破裂与骨盆骨折相邻，而一些膀胱破裂部位往往与骨盆骨折相对，提示膀胱内压的骤然增高是造成这类膀胱破裂的可能机制。

（二）病因

外伤造成膀胱单一损伤极少见，80%～94%的膀胱损伤均伴随有非泌尿系的损伤，这类外伤由车祸、高处跌落、重物冲击等体外钝伤导致腹部的次级伤害造成。很多伤者在受伤时膀胱充盈，本已拉长变薄的膀胱壁不能承受下腹部压力突然增高，导致膀胱壁撕裂。一些伴随神经性疾病或其他原因（如酗酒）等感知异常的情况，尚存在自发性膀胱破裂的可能。

膀胱穿透伤则往往由外力（如匕首、长钉等尖锐器物）造成，在一些严重多器官损伤的病例中，钝性开放性伤害也可由邻近脏器波及膀胱，造成膀胱的开放性损伤。

自发性膀胱破裂并不多见，且往往并发有其他疾病或膀胱本身存在一定的疾病基础，如各类原因造成膀胱的感觉及运动神经传导障碍或反射迟钝，使膀胱逼尿肌失去神经支配及营养，膀胱可长期处于充盈状态，失去收缩功能，在咳嗽及排便等腹压轻微增加时极易破裂，这种自发性膀胱破裂最易误诊而延误病情，从而产生严重的后果。膀胱的流出道不完全性或完全性梗阻是自发性膀胱破裂的最主要诱因，其他一些膀胱的病理性改变（如膀胱流出道慢性梗阻等）也是膀胱自发破裂重要的疾病基础。另外，有报道称妊娠分娩或产后也有可能发生自发性膀胱破裂，可能与分娩中膀胱感觉功能减弱、腹压增大有关。自发性膀胱破裂大多发生在膀胱较薄弱的顶后壁，该处仅有腹膜反折覆盖，缺少筋膜及骨盆支持，因此膀胱充盈时该处最易破裂。

有报道称，几乎一半的膀胱损伤由医源性因素造成。在开放性手术操作中，以妇产科手术出现膀胱损伤最为常见；另外，近年来内腔镜，特别是腹腔镜、宫腔镜、结肠镜以及膀胱镜的应用越来越多，以及下腹部、会阴部各类植入物的广泛应用（包括植入物置入的操作及植入物本身的不良反应），都增加了医源性膀胱损伤的机会。泌尿腔道手术操作时，发生膀胱损伤可造成冲洗液渗出膀胱外，检查可发现膀胱破口出血或下腹胀满。妇科、肛肠科手术对膀胱的损伤多是由盆腔内多次手术致粘连广泛、解剖不清、术中分离困难等造成。普外科疝修补术中膀胱损伤多见于膀胱滑疝，误将膀胱作为疝囊切开。下腹或盆腔手术中缝扎过深，缝线贯穿膀胱，或盆腔肿瘤介入治疗等造成的损伤往往造成膀胱延迟破裂，形成尿液性腹膜炎，直至下腹疼痛及排尿困难时方才被发现。

二、分类

（1）按损伤类型分为膀胱挫伤和膀胱破裂。

（2）按损伤部位分为腹膜内型膀胱破裂和腹膜外型膀胱破裂。

（3）按损伤时间分为即发型和迟发型。

根据 2002 年的分类资料，腹膜内型破裂占 38%～40%，腹膜外型破裂占 54%～56%，并发内外破裂占 5%～8%。

膀胱挫伤中膀胱黏膜和（或）膀胱肌层的损伤尚未破坏膀胱壁的连续性，膀胱挫伤由于症状较轻，仅见于一些剖腹探查病例的报道中，因此这类损伤往往被低估。腹膜外型膀胱破裂往往伴随骨盆骨折，而腹膜内型膀胱破裂除了骨盆骨折原因外，还可以由穿刺伤以及膀胱充盈时外部骤然高压所致的爆裂等造成。

三、诊断

准确快速的诊断及分型对治疗有积极意义。膀胱损伤的临床症状并不典型，大多数意识清醒的患者会有耻骨或下腹部的疼痛以及不能排尿，但这些很容易与骨盆骨折或下腹损伤的症状混淆，主要体征包括耻骨上压痛、下腹部瘀青、肌紧张、强直以及肠鸣音消失等。膀胱损伤最典型、最有意义的表现是肉眼血尿，95%的膀胱损伤会出现肉眼血尿，因而在伤后早期予留置导尿对判断有无并发膀胱损伤至关重要。在急诊处置过程中还需注意有无尿道外口滴血，据统计，有10%～29%的患者可同时并发膀胱与尿道损伤，如发现伤者存在尿道口滴血，应考虑即刻行尿道造影。

（一）辅助检查

对于损伤后出现肉眼血尿，或并发骨盆骨折者应考虑膀胱影像检查，肉眼血尿同时并发骨盆骨折是膀胱影像检查的绝对指征，有资料显示，29%的血尿并发骨盆骨折者同时存在膀胱破裂。相对指征则包括骨盆骨折、无骨折的肉眼血尿或骨盆骨折并发镜下血尿等，虽然这类患者膀胱破裂的概率较小，但若出现其他膀胱损伤表现时仍应考虑进行影像检查。此外，若出现下腹部开放性损伤，骨盆、髋部骨折并发镜下或肉眼血尿，均应考虑早期行膀胱影像检查。

（二）膀胱造影注意点

（1）造影一般应在留置导尿前进行，以发现可能的尿道损伤。

（2）造影剂应通过重力作用自然进入膀胱而非直接注入，否则极有可能加重膀胱的损伤。

（3）使用稀释的造影剂，一般容量350～400 mL。

逆行及顺行膀胱造影几乎可100%诊断膀胱的破裂，但需要患者的配合及主治医师的经验，强调造影剂的注入量应超过250 mL，否则一些小的膀胱裂口有可能漏诊；建议使用常规三次摄片，即平片、膀胱造影片及膀胱排空后的再次摄片，因为有些膀胱后方的裂口可能在膀胱造影片中不能及时显示。在膀胱影像检查的同时有必要进行上尿路检查，以免漏诊及重复检查。

盆腔内出现火焰样造影剂积聚是腹膜外型膀胱破裂的典型X射线表现，若损伤严重破坏了盆底筋膜的完整性，则造影剂可出现于腹膜后腔、阴囊、阴茎、大腿内侧、下腹壁等区域，而造影剂外泄的数量并不一定与膀胱裂口的大小一致。腹膜内型膀胱破裂则直接可在腹腔内显示肠型，较易判断。

目前CT已被广泛用于评估外伤程度，因而CT膀胱造影也可用于判断膀胱损伤的部位与程度。从应用效果来说，CT膀胱造影的准确性和可靠性与X射线相似，但造影剂的浓度要求低于X射线造影，只要2%～4%的造影剂就可发现病损，由于膀胱后间隙可一览无余，也无须进一步的延迟摄片。常规的CT扫描有时也可发现一些膀胱裂口，但并不能替代CT膀胱造影，在怀疑有膀胱破裂的可能时，还是应该考虑CT膀胱造影。

四、治疗

（一）非手术治疗

通常，对于腹膜外型膀胱破裂较为简单的保守处理方法是留置导尿，一般会选择直径较大的导尿管（20 F～24 F），以保证充分的引流。一般流管时间在14天左右，并建议在拔管前行膀胱镜检查，从受伤开始直至拔管后 3 天均应给予抗生素预防感染。

（二）手术治疗

20 世纪 90 年代，有些学者发现，膀胱损伤后采取开放手术修补，患者术后出现瘘管、延迟愈合、血凝块堵塞等并发症的概率（5%）远远小于保守留置导尿（12%），基于此，有人提倡在对一些有条件的患者进行剖腹探查的同时可考虑行腹膜外膀胱破裂的修补，可直接经膀胱前壁由膀胱内找到膀胱破裂口，以单层可吸收缝线进行膀胱壁全层缝合，膀胱周围的血肿则不予处理。此外，如骨盆骨折较为复杂，需进行手术内固定时，则应该同时修补膀胱破裂，以降低尿液外渗与植入钢板接触造成进一步严重感染的风险。

所有外伤导致的开放性膀胱损伤或腹膜内型膀胱破裂均应即刻手术修补。这类损伤往往会比膀胱造影显示的情况更严重，几乎没有自行愈合的可能。若不及时修补，创伤的同时再并发尿液性腹膜炎还会增加处理的难度。在膀胱修补过程中必须注意输尿管开口，建议在手术中采用靛青红或亚甲蓝等染料或直接经输尿管开口置管，损伤累及输尿管开口者需根据情况留置输尿管支架管甚至输尿管再植，膀胱周围应留置引流。对于膀胱手术修补的患者，可仅于围手术期 3 天内使用抗生素，拔除导尿管时间可掌握在术后 7～10 天，仍建议于拔管前行膀胱造影。膀胱开放修补患者是否需耻骨上造瘘一度引起争论，进入 21 世纪后越来越多的证据证明并没有常规耻骨上造瘘的必要。

对于一些严重损伤同时累及膀胱及周围器官，特别是直肠或阴道时，应尽量将相邻的两个器官的受伤部分充分完整分离，避免缝线间重叠、交错，有条件的应将一些健康组织夹于相邻的两个器官的受损部位之间，以保证可靠愈合。将纤维蛋白原直接注射或黏附于膀胱壁层有助于加速膀胱壁的愈合并提高这类修补的成功率。

即刻手术修补指征为：①外伤导致腹膜内型膀胱破裂；②穿刺伤、贯通伤或医源性膀胱损伤；③经留置导尿后发现引流不充分或血块堵塞导管；④经证实膀胱颈部有损伤；⑤并发直肠或阴道的损伤；⑥开放性骨盆骨折或骨盆骨折需行内固定或切开复位；⑦膀胱壁疑有骨片插入者。

第三节　尿道损伤

一、概述

尿道损伤是泌尿系统常见的损伤，占整个泌尿系损伤的 10%～20%。由于男女尿道解剖、生理等各方面的差异，尿道损伤多见于男性青壮年。尿道外暴力闭合性损伤约占其他原因引起尿道损伤的 85% 以上，其中最主要的是会阴部骑跨伤引起的球部尿道损伤及骨盆骨折并发的后尿道损伤。近年来，与医源性因素有关的尿道损伤呈逐渐上升趋势，不规范的导尿管引流、尿道腔内暴力性的器械操作以及各种化疗药物的尿道内灼伤使尿道损伤及之后出现的尿道狭窄等并发症的处理越发棘手。因此，如何根据尿道损伤时的情况以及患者的情况选择正确的处理方法，将直接关系到尿道狭窄、勃起功能障碍、尿失禁等并发症的发生。

男性尿道损伤可根据损伤部位的不同分为前尿道（阴茎部及球部尿道）损伤和后尿道（尿道膜部及前列腺部）损伤。由于男性尿道解剖上的特点，其较易遭受损伤，同时不同部位的尿道损伤的致伤原因、临床表现、治疗方法均不相同，至今临床上仍有许多处理意见不尽一致。尿道损伤后可能产生的尿外渗、感染、狭窄、尿失禁、勃起功能障碍等并发症的发生率也会因早期处理的正确与否而有所影响。

女性尿道短而直，一般很少受到损伤，但在严重骨盆骨折和移位，并且同时发生膀胱颈部和阴道撕裂的情况下，尿道也会发生损伤。国外报道，在骨盆骨折的患者中，6%的女性并发尿道损伤。女性尿道损伤通常是尿道前壁的部分撕裂，很少发生尿道近端或远端的完全断裂。

（一）分类和病因

尿道损伤的分类，根据受伤性质的不同可分为开放性和闭合性损伤两类，而根据损伤部位的不同又可分为前尿道和后尿道损伤两类。近年来则根据致伤原因的不同分为以下四类。

1. 尿道内暴力伤

尿道内暴力伤绝大多数为医源性损伤，另外较为少见的是将异物如发夹、电线等放入尿道为满足快感而损伤尿道。医源性损伤常由粗暴的尿道腔内器械操作或操作不当所致，暴力导尿、尿道超声、尿道扩张和各种内镜操作［如膀胱镜、输尿管镜、经尿道前列腺切除术（transurethral prostatic resection，TURP）、经尿道膀胱肿瘤电切术（transurethral resection of bladder tumor，TURBt）、直视下尿道内切开术（direct vision internal urethrotomy，DVIU）等］均可引起，尿道内有病变如狭窄、炎症、结石时更易发生，损伤大多为黏膜挫伤，严重时可穿破尿道伤及海绵体甚至进入直肠。

2. 尿道外暴力闭合性损伤

尿道外暴力闭合性损伤主要由会阴骑跨伤和骨盆骨折所致。会阴骑跨伤是由高处摔下或滑倒时会阴部骑跨于硬物上，球部尿道挤压于硬物与耻骨联合下方之间所致。损伤的程度取决于受暴力的程度，在严重的暴力下尿道可能完全断离，但在大多数情况下尿道只是部分断离。

有些性交时的阴茎海绵体折断伤也可伴有尿道的损伤，其发生率约为20%。一些使用阴茎夹控制尿失禁的截瘫患者由于阴茎感觉的降低和缺失会引起阴茎和尿道的缺血性损害。

骨盆骨折常见于交通事故、高处坠落伤或挤压伤。尿道损伤的程度取决于膀胱尿道的移位，可能导致尿道挫伤、裂伤、断裂，当耻骨前列腺韧带断裂，膀胱和前列腺往往悬浮于血肿上，拉长了膜部尿道，尿道断裂最常发生。但大多数患者在一段时间后，随着血肿的机化或吸收，膀胱或后尿道会逐渐下降，只发生一小段管腔闭锁。对于儿童患者，由于前列腺发育不良，尿道损伤更容易向膀胱颈延伸，因此儿童尿道损伤后尿失禁的发生率高于成人。严重的骨盆骨折不仅会导致尿道损伤，还可因离断的骨折片刺破膀胱和直肠而并发膀胱破裂或直肠损伤。外伤性骨盆骨折不仅造成尿道损伤，同时有可能损伤周围的血管神经，这是阴茎勃起功能障碍发生的原因之一。

3. 尿道外暴力开放性损伤

尿道外暴力开放性损伤多见于枪击伤或锋利的器械伤，一般同时伤及海绵体，偶发生于牲畜咬伤、牛角顶伤等，常并发阴囊、睾丸的损伤，病情较为复杂。

4. 非暴力性尿道损伤

非暴力性尿道损伤主要包括化学药物烧伤、热灼伤、放射线损伤等，近年来较为多见的是膀胱肿瘤术后采用尿道内直接灌注化疗药物而导致的长段尿道损伤。

（二）病理

1. 损伤程度

根据尿道损伤程度可分为三种类型：挫伤、裂伤和断裂。尿道挫伤损伤程度最轻，仅为尿道黏膜水肿和出血，部分伴海绵体损伤；尿道裂伤表现为部分尿道全层断裂，同时尚有部分尿道壁完整，借此保持尿道的连续性；尿道断裂为整个尿道的完全离断，尿道的连续性丧失。由于这种分类比较笼统，目前针对后尿道损伤的程度主要采用 Steven 提出的 4 型分类法。

（1）尿道牵拉伤，逆行尿道造影无造影剂外渗。

（2）前列腺膜部尿道部分或完全断裂，但尿生殖膈保存完好，造影剂局限于尿生殖膈上。

（3）前列腺膜部尿道和尿生殖膈均受累，损伤可延伸到球部尿道，造影剂扩展至尿生殖膈上下。

（4）损伤累及膀胱颈及前列腺部尿道。

2. 病理分期

将损伤后不同时期的病理变化分为三期：损伤期、炎症期和狭窄期。这是因为尿道从损伤至组织愈合，不同阶段的病变具有不同的特点，治疗原则也有所区别。闭合性尿道损伤后 72 h 内为损伤期，此期的病理生理改变主要是出血及创伤引起的创伤性休克；尿道创伤处的缺损、组织挫伤、尿道失去连续性所引起的排尿困难和尿潴留，以及膀胱过度充盈后不断排尿使尿液经尿道破损处外溢于组织内而发生的尿外渗。在此期，创伤局部无明显感染，亦无明显创伤性炎症反应。因尿道血液循环丰富，故在此期内若争取进行尿道修补、吻合或其他恢复尿道连续性的手术，则效果较为满意。尿道闭合伤超过 72 h，或开放伤虽未超过 72 h 但已有感染者，均称为炎症期。此期可出现组织水肿、细胞浸润、血管充血，尿外渗由于未经引流可出现发热、白细胞增高等一系列全身症状。此期治疗应以控制感染为主，辅以尿外渗的引流、耻骨上膀胱造口等。若能妥善处理，炎症感染可迅速得到控制，然后再做进一步治疗。必须强调此期内不宜进行任何尿道手术及机械操作，否则，因创伤部位炎症水肿、组织脆弱，不仅尿道修补不能愈合，而且还将导致感染范围扩大，局部坏死，并向周围蔓延或穿破，形成窦道、瘘管；有骨盆骨折者，极易发生骨髓炎，尿道感染亦最终不可避免；部分患者可发生败血症甚至死亡。尿道创伤后 3 周，局部炎症逐渐消退，代之以纤维组织增生和瘢痕形成，致尿道狭窄，故称为狭窄期。尿道狭窄的程度视尿道损伤程度以及是否并发感染而定。除尿道挫伤外，尿道破裂和断裂均可导致不同程度的尿道狭窄，临床上出现排尿困难。

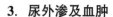

3. 尿外渗及血肿

尿道破裂或断裂后，尿液及血液经裂损处渗至周围组织内，形成尿外渗及血肿。其蔓延的区域、方向、范围与局部解剖有密切关系。由于盆底及会阴部筋膜的限制，不同部位的尿道破裂或断裂，尿外渗和血肿的部位及蔓延方向各不相同。

（1）阴茎部尿道：若尿道海绵体破裂而阴茎筋膜完整，尿外渗及血肿仅局限于阴茎筋膜内，呈现阴茎普遍肿胀、紫褐色，极似一大圆紫色茄子。若阴茎筋膜同时破裂，则尿外渗及血肿范围同球部尿道破裂。

（2）球部尿道：若阴茎筋膜破裂，则尿外渗及血肿先聚积于阴囊内，使阴囊普遍肿胀。尿外渗进一步发展，可沿会阴浅筋膜向上蔓延至腹壁浅筋膜的深面，使耻骨上区、下腹部皮下亦发生肿胀。由于尿生殖膈完整，故盆腔内无尿外渗。

（3）膜部尿道：尿生殖膈由尿生殖三角肌和两层坚韧的筋膜组成。膜部尿道破裂所引起的尿外渗和血肿蔓延范围因尿生殖膈的破裂程度而异。一般膜部尿道破裂多有尿生殖膈上筋膜破损，故尿外渗与前列腺部尿道破损所致的尿外渗相同。若尿生殖膈完全破裂，不但有膀胱周围尿外渗，尿液亦可通过破裂的尿生殖膈进入阴囊内，同时产生与球部尿道破裂相同的尿外渗范围。

（4）前列腺部尿道：尿外渗向耻骨后膀胱周围间隙内蔓延，甚至可沿腹膜后向上扩散。因尿生殖膈完整，血液及尿液不能进入会阴浅袋，故体表看不到尿外渗和血肿。

二、临床表现

尿道损伤的临床表现往往根据损伤部位、损伤程度以及是否并发有骨盆骨折和其他损伤而定。

（一）休克

休克并不少见，尤其是儿童患者，当同样的损伤程度作用于儿童时，发生休克的可能性大大增加。在严重尿道损伤，特别是骨盆骨折后尿道断裂的同时并发其他内脏损伤者，常发生休克。

（二）尿道出血

尿道出血为前尿道损伤的最常见症状。损伤后尿道口鲜血流出或溢出，如尿道连续性尚存在，排尿时为血尿。后尿道损伤时，若无尿生殖膈破裂，可于排尿后或排尿时有鲜血滴出。尿道流血或肉眼血尿是尿道损伤的有力证据。

（三）疼痛

疼痛主要发生于损伤部位及骨盆骨折处。如血肿或尿外渗蔓延，疼痛部位也会扩散至下腹部，并出现肌紧张。有些患者因尿潴留又无法排尿而造成腹部胀痛，疼痛会向阴茎头和会阴部放射。

（四）排尿困难和尿潴留

排尿困难、尿潴留和尿道外口出血被称为尿道破裂三联征。尿道挫伤时即使尿道连续性存在，但因伤后疼痛导致括约肌痉挛，发生排尿困难；若损伤严重，导致尿道完全断裂者伤后即不能排尿，出现急性尿潴留。

（五）局部血肿

骑跨伤时常在会阴部、阴囊处出现血肿及皮下瘀斑、肿胀等。典型的局部血肿如"蝴蝶样"会阴血肿可能并不常见。后尿道损伤如尿生殖膈未破裂，血肿往往局限于盆腔内，如出血严重，血肿可蔓延至膀胱和腹壁。

（六）尿外渗

尿道破裂或完全断裂后若患者用力排尿，尿液及血液可从破口或近端裂口渗入周围组织内，形成尿外渗及血肿。其蔓延的区域、方向、范围与局部解剖有密切关系。尿外渗如未及时处理，会导致广泛皮肤及皮下组织坏死、感染及脓毒血症，并可形成尿瘘。

三、诊断

在诊断尿道损伤时应注意解决以下问题：①确定尿道损伤的部位；②估计尿道损伤的程度；③有无其他脏器并发伤。

（一）病史和体检

大多数患者有明确的会阴部骑跨伤或骨盆骨折史，对于无意识及全身多发伤的患者，检查者往往容易忽视下尿路损伤的存在，这就需要进行详细的体检，当发现尿道口有滴血、患者有排尿困难或尿潴留时，首先要想到尿道损伤。若膀胱同时损伤，则尿潴留和膀胱膨胀不会出现。直肠指检对判断后尿道损伤，尤其是并发骨盆骨折、直肠穿孔时，诊断意义较大。当后尿道断裂后，前列腺窝被柔软的血肿所替代，前列腺有浮动感，手指可将前列腺向上推动，或仅能触到上移的前列腺尖部，甚至有时前列腺可埋入血肿之中，触诊有一定困难。若前列腺位置仍较固定，说明尿道未完全断裂。

（二）诊断性导尿

对诊断性导尿的使用仍有争议，因为对尿道损伤尤其是有撕裂伤的患者而言，盲目地试插导尿管可使部分尿道损伤变成完全性尿道损伤，并有可能加重出血或使血肿继发感染。但多数医生仍建议使用，因为它可判断尿道损伤的程度，而且绝大部分患者仅为尿道挫裂伤，若一次试插成功则可免于手术。因此有指征时应在严格无菌条件下轻柔地试插导尿管，若成功，则可保留导尿管用于治疗；若失败，则不可反复试插。若高度怀疑为尿道破裂或断裂者，则不宜使用。如果导尿量少或导出血性液体，可能是由于尿道完全断裂，导尿管进入盆腔血肿内，也可能是休克少尿或膀胱破裂导致膀胱空虚。

（三）尿道造影

所有怀疑尿道损伤的患者均有指征行逆行尿道造影。可先摄前后位的骨盆平片以确定有无骨盆骨折、骨移位或有无异物，再置患者于 25°～45°斜位，将 25 mL 水溶性造影剂从尿道外口注入，此时尿道逐渐呈扩张状态，斜位可显示全部的尿道和任何部位的尿外渗，如有破口，可发现造影剂从破口处外溢。女性患者怀疑尿道损伤时，很难获得较为满意的尿道造影片，可使用尿道镜检查代替尿道造影。

（四）尿道镜检查

尿道镜检查曾被认为是急性尿道损伤的相对禁忌证，因为盲目的器械操作和冲洗液的注入有可能使破口扩大、外渗加重和盆腔感染。但近年来对怀疑有球部尿道部分损伤的患者行微创尿道镜下尿道会师术，使诊断和治疗融为一体，有条件的单位可考虑在开放手术前尝试。

四、治疗

首先进行休克的防治，并注意有无骨盆骨折及其他脏器的并发损伤。尿道损伤治疗的原则是：①尽早解除尿潴留；②彻底引流尿外渗；③恢复尿道连续性；④防止尿道狭窄的发生。

（一）急诊处理

新鲜的尿道创伤，应根据尿道创伤的程度、伴发损伤的情况以及当时的条件，采取适当的治疗措施，难以强求一律。治疗原则是先控制休克及出血，处理严重的危及生命的并发损伤，后处理尿道的问题。如果伤情严重无法进行复杂的修复手术或需转院时，均应采取最简单的方法解决尿潴留的问题。轻微损伤、能通畅排尿者，不需要特殊处理；较严重的损伤，可选用下列六种处理方法。

1. 留置导尿管

诊断时试插的导尿管成功进入膀胱者，应留置 2 周左右作为尿道支撑和引流尿液之用。试插导尿管不成功者，有时需考虑尿道括约肌痉挛的可能，此时不可反复试插以免增加尿道创伤，待麻醉后括约肌松弛再轻轻试插，有时会成功。

2. 耻骨上膀胱造瘘术

尿道创伤后，如诊断性插管失败，在患者伤情较重或不便进行较复杂的尿道手术时，为避免伤口被尿液浸渍及尿道吻合口漏尿，同时为使患者尿液引流通畅，需进行膀胱造瘘术。一旦后尿道断裂采取耻骨上膀胱造瘘，就必须接受不可避免的尿道狭窄或闭锁，待损伤后至少 3 个月行延迟尿道修复。Morehouse 报道最初尿道修复和延迟尿道修复的结果显示，尿道狭窄的发生率分别为 14% 和 6%，尿失禁的发生率分别为 21% 和 6%，勃起功能障碍的发生率分别为 33% 和 10%，表明延迟性尿道修复使尿道狭窄、尿失禁和勃起功能障碍的发生率降低。从创伤角度看，耻骨上膀胱造瘘并不是一种姑息性消极的治疗手段，这种处理避免了患者在严重创伤的基础上接受尿道内器械的操作。然而，对于严重的球膜部尿道的错位，以膀胱颈为主的撕裂伤及伴有盆腔血管或直肠损伤，仍建议在情况稳定时进行探查，以避免因膀胱造瘘或内镜尿道恢复连续性后发生复杂性尿道狭窄和其他严重并发症。

3. 尿道镜下尿道会师术

当会阴部发生骑跨伤时，绝大多数患者尿道为部分损伤，由于球部尿道宽大且固定于尿生殖膈前方，目前较提倡采用尿道镜下尿道会师术恢复尿道连续性。此手术微创、操作简单、成功率高，但由于破裂口并没有进行黏膜间的吻合，破口间的组织愈合仍依靠瘢痕填充，以后拔除导尿管发生尿道狭窄不可避免。当发生骨盆骨折后尿道损伤时，由于患者无法摆放截石位，且损伤的后尿道在盆腔内活动空间较大，很难通过尿道镜下完成会师术。因此，原则上尿道镜下尿道会师术只适合于球部尿道部分损伤的患者。

4. 尿道修补或尿道端-端吻合术

尿道镜下尿道会师术失败或球部尿道完全断裂时，若患者伤情不重，需立即进行尿道修补术或尿道端-端吻合术。清除血肿后，通过探杆找到裂口所在，修剪裂口中失去活力的组织，并进行修补。若尿道断裂后近端尿道口无法找到，可经膀胱将探杆插入后尿道，显示近端黏膜，进行远、近端尿道无张力吻合。

5. 开放性尿道会师术

骨盆骨折后尿道损伤的早期治疗包括抗休克、抗感染、治疗危重脏器，基本原则是应当在可能的条件下争取早期恢复尿道的连续性。但开放性尿道会师术只是通过膀胱和尿道外口插入的探杆完成尿道内导尿管的留置，此种操作会加重尿道的损伤，而且并不能清除坏死组织及血肿，离断的尿道是依靠局部导尿管牵拉完成对合，并不是黏膜间的吻合，因此最后形成尿道狭窄的机会甚多，难免需进行延期尿道修复重建术。尽管尿道会师术可能不能防止尿道狭窄的发生，但因为可把前列腺和尿道拉得更近，所以可以降低开放性后尿道成形术的难度。

6. 早期后尿道端-端吻合术

后尿道损伤早期是否可行尿道端-端吻合术目前仍存在争论。从理论上讲，一期后尿道端-端吻合术能达到满意的解剖复位，效果最为理想。但这些患者往往有骨盆骨折及盆腔内出血，手术术野深、难度大，创伤更大；而且骨盆骨折时根本无法摆放截石位，因此更明智的方法是根据损伤的程度和伴发周围组织损伤来决定治疗的方法和时间。

（二）复杂性尿道损伤

尽管尿道损伤很难用单纯性和复杂性加以区分，但复杂性尿道损伤的概念越来越受到重视，我们将以下一些情况下的尿道损伤定义为复杂性尿道损伤。

1. 女性尿道损伤

对于骨盆骨折导致尿道破裂的女性患者，大多数学者建议行及时的一期修补，或至少通过留置导尿管行尿道复位，从而避免尿道阴道瘘和尿道闭锁的发生。同时发生的阴道撕裂也应及时闭合，避免阴道狭窄的发生。延期重建对于女性患者而言并不合适，因为女性尿道太短，如包埋在瘢痕内，其长度不足以进行吻合修补。对严重骨盆骨折导致尿道破裂，甚至并发其他脏器损伤时，急诊一期修复的难度很大，可先行膀胱造瘘，待患者稳定后行尿道重建和瘘口修补手术。

2. 儿童尿道损伤

儿童尿道损伤一旦发生骨盆骨折、尿道断裂，绝大多数属于复杂性尿道损伤。在和成人相同创伤外力的作用下，儿童的损伤往往更严重，甚至危及生命。儿童的骨盆环及前列腺部尿道周围韧带未发育完全，尿道断裂部位绝大多数位于前列腺部尿道，膀胱上浮后位置极高，后期修复远较成人困难。

3. 尿道损伤并发直肠破裂

尿道损伤的同时如并发直肠破裂，无论是高位还是低位的直肠破口，急诊一期修复的难度都很大，比较统一的处理方法是膀胱和肠道分别做造瘘，待患者稳定后行尿道重建和瘘口修补手术，3个月后患者的病情已成为复杂性后尿道狭窄。

4. 膀胱抬高、上浮或伴随膀胱颈撕裂伤

创伤后发现伤及膀胱颈部或膀胱被血肿抬高、上浮，如不处理，远期尿道发生长段闭锁或严重尿失禁的可能性极大；膀胱颈部如处理不及时或不准确，后期即使尿道修复成功，也很难完成正常的排尿。

第四节 肾脓肿

一、病因及发病机制

肾脓肿或痈是化脓性物质积聚局限于肾实质形成的。抗生素时代来临之前，80%的肾脓肿是由葡萄球菌血行播散引起。虽然临床数据证明了葡萄球菌血播散后容易在正常肾形成脓肿，但从广泛使用抗生素以来，此革兰氏阳性菌形成的脓肿逐渐减少。

自1970年后，大部分成人肾脓肿由革兰氏阴性菌引起。革兰氏阴性菌血行播散至肾可以引起肾脓肿，但这似乎不是革兰氏阴性菌肾脓肿形成的主要途径。临床上没有证据说明大多数肾脓肿形成之前出现革兰氏阴性菌败血症。而且，在动物体内引起血行性革兰氏阴性菌肾盂肾炎实际上是不可能的，除非肾有损伤或者完全梗阻。部分梗阻的肾和正常的肾都可以阻止血液中革兰氏阴性菌的入侵。这样，因前驱感染或结石形成的肾小管阻塞从而导致的上行性感染似乎是革兰氏阴性菌肾脓肿形成的主要途径。成人患者中2/3的革兰氏阴性菌肾脓肿与肾结石或肾脏损伤有关。虽然肾盂肾炎与膀胱输尿管反流的关系已经被证实，但肾脓肿与膀胱输尿管反流的关系的报道还是较少。但是，最近的研究提示反流与肾脓肿有着密切的联系，且在尿路灭菌后反流仍长期存在。

二、临床表现

患者可以表现为发热、寒战、腹痛或腰痛，有时可有体重减轻，也可以出现膀胱炎的症状。有时这些症状表现不明显，直到手术探查时才能明确诊断，有些严重病例甚至需要尸检。全面的病史采集可以发现泌尿道感染症状前1～8周，有革兰氏阳性菌感染的可能。感染的起源可以是身体的任何部位。多发性皮肤痈和静脉药物滥用可以将革兰氏阳性菌带入血液。其他常见的部位有口腔、肺和膀胱。与阻塞、结石、妊娠、神经源性膀胱和糖尿病有关的复杂性尿路感染的患者容易形成肾脓肿。

三、辅助检查

（一）实验室检查

患者血白细胞计数显著升高。血培养通常阳性。脓尿和细菌尿不是很明显，除非脓肿与集合系统有交通。因为革兰氏阳性菌大部分是血源性的，所以这些病例的尿培养一般是无细菌生长，或生长出的细菌与从脓肿中分离出来的不同。当脓肿含有革兰氏阴性菌时，尿培养通常培养出与脓肿中分离出来相同的细菌。

（二）影像学检查

尿路成像的结果取决于感染的性质和持续的时间。区分早期肾脓肿和急性肾盂肾炎是比较困难的，因为早期肾脓肿大部分较小。从急性细菌性肾炎发展至肾脓肿，或肾已经被外部感染所波及的患者，影像学检查可以显示患肾增大伴肾轮廓变形。肾在吸气和呼气相固定不变以及同侧的腰大肌影明显消失。常可见脊柱向患侧侧弯。如果肾病变继续发展，肾图显示延迟甚至缺失。当脓肿较局限时，检查所见可以与急性局灶性细菌性肾炎相似。

慢性脓肿通常表现为肾占位、肾盏边界不清或变形甚至截断。肾断层造影术经常可以看到低密度的病变区。有时尽管存在肾脓肿，但排泄性尿路造影可以正常，特别是当脓肿在肾前后部而没有损伤到实质或集合系统时。

超声和 CT 对于区分脓肿和其他肾炎症性疾病很有帮助。超声是检查肾脓肿最快速也最廉价的方法。在声波图上可以看见无回声或低回声的占位性病变伴声影增强。脓肿急性期边界不清，但组织中有一些回声并且周围的肾实质水肿。随后，可见边界清楚的肿块，但其内部形态多样，包括实性透亮的光团和大量低回声区域。回声的高低取决于脓肿内细胞碎屑的量。气体会引起强回声影。很多病例不能区分脓肿与肿瘤。动脉造影极少被用来证实脓肿。肿块的中心或血管过多或无血管，在皮质边缘有血管增多但无血管的移位及新生血管。

CT 应该是肾脓肿首选的诊断性检查，因为它可以提供极好的组织图像。脓肿在 CT 对比剂增强前后都特征性地表现为边界清楚的病变区。这种表现一定程度上取决于脓肿形成的时间和严重程度。脓肿早期，CT 显示肾增大和局部圆形信号减低区。感染出现后数天脓肿周围形成厚纤维壁。可以看见由坏死碎片引起的无圆形回声光团或低密度光团。慢性脓肿的 CT 表现为邻近组织封闭、Gerota 筋膜增厚、圆形或椭圆形的低信号光团和信号稍微增高的周围炎症壁，当使用对比剂增强扫描时形成指环征。

四、诊断

根据病史、临床表现，结合辅助检查结果进行诊断。

五、治疗

虽然经典的肾脓肿治疗方法是经皮肾穿刺或手术切开引流，但如果在病程的早期就开始静脉使用抗生素以及密切观察直径<3 cm 的脓肿，有可能避免外科的处理。必要时在 CT 或超声的引导下穿刺针吸以区分脓肿与多血管的肿瘤。针吸后可以进行培养及根据培养结果使用恰当的抗生素。

经验性使用抗生素的选择取决于感染来源的推测。当怀疑是血源性播散，病原菌最常见是对青霉素耐药的葡萄球菌，因此选择含耐青霉素酶的青霉素类抗生素。如果患者有青霉素过敏史，推荐使用头孢菌素或万古霉素。由尿路畸形引起的肾皮质脓肿与大部分典型的革兰氏阴性菌有关，应该经验性地使用第三代头孢菌素、抗假单胞菌青霉素或氨基糖苷类药物，直到明确细菌后行特异性治疗。患者应该连续进行超声或 CT 检查，直到脓肿消退。临床过程与此相反的病例应该怀疑是否误诊或感染不能控制并发展到肾周脓肿，抑或治疗中使用的抗生素病原菌耐药。

在免疫缺陷宿主中直径 3～5 cm 及更小的脓肿或对抗生素治疗无反应的脓肿应该进行经皮穿刺引流。但是，对于大部分直径>5 cm 的脓肿，手术切开引流仍是目前首选的治疗手段。

第九章

血管手术的基本操作和手术入路

第一节　血管手术的基本操作

1889 年，Jassinowsky 首先成功地修复了损伤的动脉。20 世纪初，Carrel 和 Guthrie 确立了现代血管吻合术的原则和技术，即将包括内膜在内的血管壁做全层缝合。之后经过不断改进，血管缝合技术先后在临床上被应用于动脉和动脉、静脉和静脉及动脉和静脉的吻合。随着新的缝线和血管材料的问世，以及血管缝合技术的发展，血管外科取得了巨大进展。

一、血管吻合

目前均采用无损伤缝针和不吸收缝线。缝线一般由合成纤维制成，对血管壁损伤极小，其中 3 种较为常用：①单纤材料如聚丙烯；②编织材料外层包裹聚酯；③聚四氟乙烯（polytetrafluoroethylene，PTFE）缝线。血管缝合时须取去吻合口部位过多的外膜组织，以避免其嵌入血管腔内导致血栓形成；此外，缝合时缝线必须贯穿血管壁全层，并保证内膜外翻。手术过程中操作应仔细、轻柔，避免损伤血管。

（一）血管吻合技术

血管吻合技术包括连续缝合和间断缝合两种，每种又分别分为褥式缝合和贯穿缝合两种。血管缝合时每针间距和与缝合边缘之间的距离均分别为 1 mm，而在缝合大血管、厚壁或病变血管时，其间距可增加到 2 mm。中、小血管可采用间断缝合，大血管可行连续缝合，从吻合口最深部位开始缝合，避免吻合口"收口袋"样作用造成狭窄。当血管位置比较固定，如较大血管的分叉部位，可用双针单线缝合，双针从吻合口后壁中点开始，由腔内向腔外出针，再从腔外向腔内进针，缝完后壁后再缝合至前壁。对于主动脉瘤开放性手术需行人造血管间置或旁路转流术时，可采用嵌入缝合的方法，即瘤颈后壁不完全游离，纵行切开瘤体前壁，用双针将移植物后部中点与瘤颈后壁做水平褥式缝合数针，每针均应贯穿移植物和瘤颈后壁全层，缝完后壁后拉紧缝线，并完成前壁的连续缝合。当吻合口部位显露不佳时，可采用"降落伞"缝合法，即在吻合口两侧缘用双针连续缝合数针，然后拉紧缝线使血管整齐对合。在缝合粥样硬化或钙化动脉时，缝针应从腔内向腔外出针，然后从腔外向腔内进针，穿过病变的斑块组织。当动脉内膜有部分游离时，可用双针———一针从腔内经游离内膜穿透血管壁全层向腔外进针，另一针从其旁部位或经内膜剥脱部分向腔外进针，最后在腔外打结。缝合管壁脆弱的血管时，可在外壁包绕涤纶材料血管补片，或采用小动脉、筋膜等组织做支撑缝合，这类方法被称为 Buttressing 缝合法。

（二）血管吻合方法

（1）端端吻合：可做连续褥式缝合或贯穿缝合。常用二定点连续缝合，在两对端做水平褥式外翻缝合并打结，然后分别向中点连续贯穿缝合，完成前壁缝合打结后，将血管翻转 180°，用同样的方法完成后壁缝合。当血管断端不易移动时，则先在腔内缝合后壁后，再在腔外行前壁缝合（图 9-1）。此外，也可采用 Carrel 三点法缝合血管，第一点定位于吻合口后壁中央或最深部位，另两点定位于其两侧，三点将周长分为相等的三部分，在此三点之间，分别做外翻褥式缝合或单纯缝合。若血管管径大小不一致，可将其斜行修剪成喇叭口状，或者做两对端斜行吻合口缝合，可避免小血管因垂直的端端缝合而引起吻合口狭窄；同时，小血管端端吻合建议间断缝合，以避免连续缝合带来的吻合口狭窄。

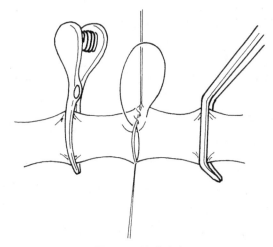

图 9-1 端端吻合

（2）端侧吻合：临床上广泛应用于旁路转流术。当移植物为中等口径血管时，可在受体血管做椭圆形切口；当受体血管口径较小时，可纵行切开管壁，其长度至少是移植血管管径的 2 倍。移植血管吻合口可修剪成药匙状，与受体血管之间的夹角呈 30°～45°或更小，以降低血液湍流。缝合时从吻合口的"足跟部"开始，做二定点褥式缝合后，连续贯穿缝合至另一端打结，然后翻转移植物，显露吻合口另一侧做同法缝合（图 9-2）。也可从两端向中间缝合，在中点打结。当无法翻转血管时，可先在吻合口后壁做腔内缝合，然后在前壁做腔外缝合。

（3）侧侧吻合：多用于门-腔静脉分流术。先在吻合口两对角缝合固定两针，后壁从上角开始做腔内缝合至下角打结，然后从下角起腔外缝合前壁（图 9-3）。

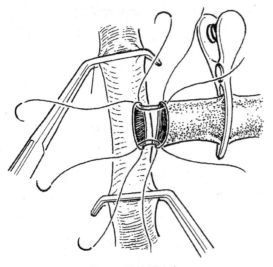

图9-2　端侧吻合

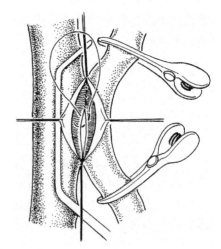

图9-3　侧侧吻合

二、动脉重建术

（一）单纯缝合

纵行切开大、中动脉做 Fogarty 导管取栓术或内膜剥脱术后，动脉切口可行单纯缝合。

（二）补片血管成形术

补片血管成形术不但可作为独立手术，而且常联合应用于其他血管重建术，如动脉内膜剥脱术或旁路转流术等，可避免因动脉纵行切开缝合后造成的管腔狭窄和血栓形成。1962 年，DeBakey 等报道了应用此术式治疗各类动脉闭塞性病变和动脉瘤的临床经验。

当动脉管径小于 4 mm（如肱动脉）或有管壁缺损，单纯缝合可能导致管腔狭窄时，可采用补片血管成形术。此术式也适用于因病变引起狭窄的中等口径血管，如股深动脉。对于补片材料，中、小血管在血管重建时可采用自体静脉补片；而在较大血管，则可选用合成材料（如涤纶或PTFE）补片。补片形态以卵圆形或矩形为佳，椭圆形易在两端造成狭窄。补片必须具备一定张力，以便与宿主血管对合良好；但同时也需限制补片宽度，以免发生术后瘤样扩张。补片与血管缝合时，在动脉切口两端和每一侧中点先缝合固定，使补片对合良好，缝合方向应从移植物缝向宿主血管。

补片血管成形术最适用于动脉短段病变者，当病变长度超过 8 cm 时，其远期疗效不佳。髂总动脉、股总动脉、颈内动脉、椎动脉、肾动脉、腘动脉和腋动脉最适宜做补片修复，修补时补片两端应超过病变部位，并缝合在正常管壁上。在较大血管分叉部位采用补片血管成形术时，应根据具体情况进行缝合。若在股总动脉、股浅动脉和股深动脉分叉部位操作，可选用 3 种不同的方法：①股总动脉、股浅动脉病变而股深动脉完好时，补片可附于股总-股浅动脉，并越过股浅动脉开口 3～5 cm；②股浅动脉完好者，补片附于股总-股深动脉，并越过股深动脉第一分支开口处；③三支动脉汇合处均有病变时，补片呈 "Y" 形附着于股总、股浅和股深动脉之间。

（三）动脉移植物间置和旁路转流术

动脉损伤或动脉瘤切除后，当两断端间距小于 2.5 cm 时多可直接行对端吻合；当间距过大时需间置自体或人造血管；当动脉长段或多节段病变时，需行动脉旁路转流术。胸、腹主动脉瘤切除后，可间置 Dacron 或 PTFE 人造血管；当病变同时累及肾动脉、肠系膜上动脉或髂动脉时，应考虑手术重建这些动脉。当炎性腹主动脉瘤累及肾周或肾上腹主动脉，需重建脏器血管时，移植材料以自体血管为佳；若行自体肾移植至盆腔，则由髂血管供血。股总动脉瘤切除时，需根据股浅动脉通畅情况选择适当的重建方法：①当股浅动脉通畅时，切除动脉瘤后间置短段移植物，注意保护腹壁浅和旋髂浅动脉。②当股浅动脉闭塞时，可行股-腘或股-小腿动脉旁路转流术。③对于病变累及股深动脉，而股浅动脉通畅者，在近端股总动脉和股浅动脉间置人造血管，并在股深动脉开口至人造血管间再间置血管移植物；而对于股浅动脉闭塞者，则在股总-股深动脉之间间置移植血管，若仍有肢体缺血，可将间置的血管作为旁路转流的流入道。动脉闭塞症常用的手术方法还包括颈-锁骨下动脉、腋-肱动脉、尺或桡动脉、主-股动脉、髂-股动脉、股-腘或小腿动脉旁路转流术。解剖外途径血管重建术包括腋-腋动脉、腋-股动脉、股-股动脉转流术等。

三、静脉重建术

上肢静脉阻塞时常做颈-肱或腋静脉旁路转流术，移植材料可选择自体静脉或 PTFE 人造血管，在颈-肱或腋静脉间做端侧吻合。上腔静脉阻塞时，可行颈静脉-心房旁路转流术，将右心房作为减压的流出道，移植材料多选择带环 PTFE 人造血管，首先在颈内静脉行端端吻合，然后将另一端吻合于心房。

下肢静脉阻塞的常用手术为大隐静脉交叉转流术和大隐静脉原位转流术两种。前者由 Palma 和 Dale 所创用，手术适应证为单侧髂-股静脉闭塞；后者由 Husni 首先报道，指征为股浅静脉闭塞症。二者当时均采用自体大隐静脉作为移植材料，选用的条件为大隐静脉管壁结构正常、管径大于 3 mm。耻骨上大隐静脉交叉转流术适用于单侧肢体病变而对侧深静脉通畅者，皮下隧道取耻骨上部位，以防止转流桥在隐-股联合处扭曲，大隐静脉与对侧股浅静脉做端侧吻合。大隐静脉原位转流术适用于髂-股和腘静脉通畅者，大隐静脉在膝部离断后，其近侧端与腘静脉做端侧吻合。施行这两种手术时，如自体静脉不符合条件，可选择带环人造血管。也有学者主张在吻合口远端建立暂时性动静脉瘘，以提高术后长期通畅率。

腔静脉血栓形成时，除肾母细胞瘤或腔静脉原发性肿瘤如平滑肌肉瘤侵入腔静脉需手术治疗，一般极少行旁路转流术。移植材料取管径相匹配的带环 PTFE 人造血管，若肾静脉被累及，应与 PTFE 人造血管做端侧吻合后重建血管。

静脉瘤手术切除后，可根据断端间距的长短分别采用直接吻合或间置血管移植物。深静脉瓣膜功能不全有倒流性病变者，可行股浅静脉瓣膜修复术（腔内或管壁外修复）、自体带瓣静脉段股浅静脉移植术和瓣膜移位术等。

第二节　血管外科常用手术入路

血管外科手术操作必须轻柔，解剖时应注意不要太靠近管壁，以免撕脱分支血管。由于正常血管和病变血管都很脆弱，操作粗暴将导致血管损伤，并影响手术疗效。术前彩超、磁共振血管造影（magnetic resonance angiography，MRA）、CT 血管造影（computed tomography angiography，CTA）和血管造影等辅助检查可帮助手术医师了解血管变异情况并选择合适的手术切口。

一、颈部血管手术解剖

（一）颈部血管解剖学

颈动脉位于颈部外侧，其外为胸锁乳突肌，上为乳突，下为锁骨和胸骨上缘。胸锁关节至下颌角和乳突尖连线的中点为颈总动脉和颈外动脉起始段的体表投影。

在颈部浅筋膜内，有颈阔肌、颈外静脉和颈神经丛的表浅分支。将胸锁乳突肌向外侧牵开，于手术区域上半部分可见到颈内静脉和沿静脉排列的颈深上淋巴结。颈动脉鞘是颈深筋膜的管形结构，包裹颈总动脉、颈内动脉、颈内静脉和迷走神经，鞘的前面有舌下神经襻及其分支跨过。颈总动脉上段的鞘膜组织较薄弱，其后壁与椎前筋膜相连，前壁来自气管前筋膜。颈动脉鞘覆盖颈内静脉的部分较薄，但覆盖颈总动脉部分比较致密。颈总动脉下段前方有胸锁乳突肌、舌骨下肌群覆盖，但其上段在颈动脉三角仅有颈深筋膜浅层、颈浅筋膜及颈阔肌覆盖，位置较表浅。

右颈总动脉起自无名干，左侧直接发自主动脉弓，在胸锁关节后方，沿气管和喉外侧上升，在甲状软骨上缘水平分出颈内动脉和颈外动脉，颈内动脉起始部膨大呈壶腹状，为颈动脉窦。颈总动脉后方有交感神经节及其神经链、椎前筋膜及其深面的肌肉和横突前缘。前方在其起始部 2/3 处有颈部疏松结缔组织，余 1/3 为气管前筋膜。颈内动脉位于颈外动脉后外侧，以后转向后内侧，垂直上升达颅底，经颈动脉管进入颅中窝。颈内动脉在颈部无分支。颈外动脉最初在颈内动脉前内侧，继而在其前方绕至外侧，经二腹肌后腹和茎突舌骨肌深面上行进入下颌后窝，穿行于腮腺内，于下颌颈平面分为颞浅动脉和上颌动脉两个终支。颈外动脉在颈三角内，舌下神经和面静脉横过其表面。颈外动脉在颈部的分支有甲状腺上动脉、舌动脉和面动脉。颈外动脉的分支供应颈上部、面部和颅外软组织、颅骨和硬脑膜。

颈内静脉是颈部最粗大的静脉主干，起自颈静脉孔处的乙状窦，其上段位置较深，术中很难见到。颈内静脉沿颈动脉鞘下行，最初在颈内动脉背侧，后达其外侧，并沿颈总动脉外侧下行，与迷走神经一起包裹于颈动脉鞘内，在胸锁关节外侧与锁骨下静脉汇合成无名静脉。面总静脉是颈内静脉最重要的属支，在下颌角后方由面前和面后静脉前根汇合而成，向后下在舌骨平面进入颈动脉鞘汇入颈内静脉。

迷走神经位于颈动脉鞘内，走行于颈总动脉和颈内静脉间后方达颈根部。舌下神经是支配舌的运动神经，由颈内动、静脉深面穿出，前行至舌骨舌肌浅层，在舌神经和下颌下腺导管下方穿颏舌肌入舌。

（二）颈部血管手术入路

患者取仰卧位，肩部垫枕，头部向健侧偏45°，轻度过伸。

切口沿胸锁乳突肌前缘，从乳突至胸锁关节，如需显露颈总动脉及其分叉部位，可取此切口中上部分。沿颈前皮纹的横切口不能显露颈动脉远端。

沿胸锁乳突肌前缘逐层切开皮肤、浅筋膜和颈阔肌，游离结扎颈外静脉，切开深筋膜，将胸锁乳突肌向外侧牵拉，显露颈动脉鞘，注意保护面神经的下颌支。打开颈动脉鞘，仔细解剖颈总动脉，颈动脉分叉处丰富的血管组织一般不予解剖，以免引起出血。解剖过程中注意保护颈内静脉，游离并缝扎横跨在颈动脉分叉处的面总静脉，以更好地显露其下的颈总动脉，根据手术需要决定是否离断肩胛舌骨肌。将颈内静脉和舌下神经牵向外侧，游离颈总动脉分叉部位下方2～3 cm，将其与颈内静脉和迷走神经分离，然后用硅胶带或橡皮筋环绕保护。用1%利多卡因浸润麻醉颈动脉窦神经，以避免解剖这一部位时可能引起的心动过缓和血压降低。注意保护横跨在分叉上方颈内动脉和颈外动脉浅面的舌下神经，以免影响舌的运动。舌下神经发出舌下神经袢，当需要充分显露颈内动脉时，可进行分离。迷走神经位于颈内静脉和颈总动脉之间，解剖时要避免损伤。牵起甲状腺上动脉和颈外动脉可更好地显露颈内动脉。从颈外动脉起始部发出甲状腺上动脉，并有甲状腺上静脉横跨颈总动脉前方，为使手术野清晰显露，可结扎这两支血管，注意不损伤喉上神经及其分支。如需显露长段颈内动脉，可切开茎突舌骨肌；若切开二腹肌肌腱，则可更好地显露颈内动脉（图9-4）。如需显露主动脉弓部颈动脉，则需切开胸骨或做左胸廓开胸术。

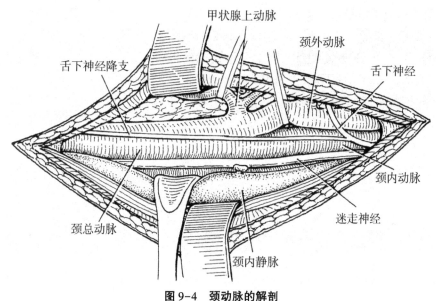

图9-4 颈动脉的解剖

二、椎血管手术解剖

（一）椎血管解剖学

椎动脉在前斜角肌和颈长肌之间上行，穿第1至第6颈椎横突孔，绕寰椎侧块上关节面后方转向后内，经椎动脉沟，穿寰枕后膜和硬脊膜，经枕骨大孔入颅腔。传统上将椎动脉分为 4 段。

1. 第 1 段（V_1 段）

V_1 段常起源于锁骨下动脉第 1 段后内侧，7%的左椎动脉直接起自主动脉弓，右椎动脉可起自无名动脉或颈总动脉，极少情况下起自食管后右锁骨下动脉。若左椎动脉直接起自主动脉弓，它常在第 6 颈椎以上 1～2 个锥体平面进入横突孔。椎动脉起于锁骨下动脉后与颈下神经节或星状神经节密切相邻，并由颈中神经节和颈下神经节或星状神经节间的细支包绕。椎动脉第 1 段上方有椎静脉伴行，达第 6 颈椎横突前，椎动脉走行在颈长肌肌腱下方（图9-5）。

2. 第 2 段（V_2 段）

V_2 段进入第 6 颈椎（有时也可为第 5 颈椎或第 4 颈椎）横突孔后至第 2 颈椎横突孔穿出。椎动脉颈椎段由椎静脉丛包裹，后者在第 6 颈椎以下汇成椎静脉。横突间椎动脉的后方有颈神经根。

3. 第 3 段（V_3 段）

V_3 段起于第 2 颈椎横突孔，走行于寰椎后弓上方，终于寰枕后膜，这一段椎动脉较长，被称为"安全段"。动脉由其外膜与第 2 颈椎和第 1 颈椎横突的骨膜包裹，后者为颈部转动提供弓状支架。此部位的椎动脉可能因颈部过伸或旋转，而易受寰椎或枕骨压迫，如交通意外或坠落伤时，V_3 段最易损伤。第 1 颈椎和第 2 颈椎间的椎动脉较长，容易解剖，也易行动脉吻合。在罕见情况下，椎动脉绕第 1 颈椎横突而不进入横突孔（图9-6）。

4. 第 4 段（V_4 段）

V_4 段源自椎动脉硬膜内部分，从寰枕膜至与对侧椎动脉连接形成基底动脉。V_4 段发出两支主要分支：①脊髓前动脉，与对侧椎动脉的脊髓前动脉分支汇合成单支，为脊柱前半部分供血；②小脑后下动脉。硬膜内椎动脉管壁较薄，无外膜，仅有内弹力膜，因此，在此处行球囊扩张等手术时极易引起血管破裂。

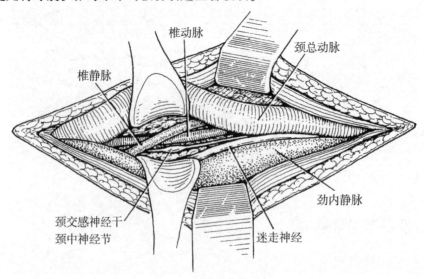

图 9-5　椎动脉 V_1 段的解剖

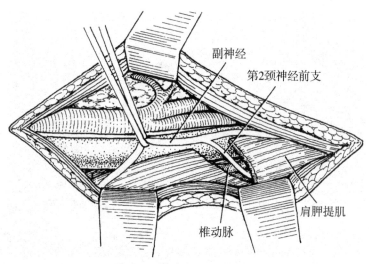

图 9-6 椎动脉 V_3 段的解剖

（二）椎动脉手术入路

椎动脉手术较常涉及 V_1 段和 V_3 段；如因刀伤或枪击伤需控制出血，常需解剖 V_2 段（图 9-7）。

1. V_1 段手术入路

对于最常见的椎动脉移植至颈总动脉的椎动脉重建术，切口多位于前斜角肌内侧。如行锁骨下动脉-椎动脉旁路转流术，可做外侧切口，在离断前于斜角肌后方显露锁骨下动脉。外侧切口不仅可显露前斜角肌后方的锁骨下动脉段，也可在 V_1 段动脉瘤或动静脉瘘手术时控制出血。

（1）内侧入路：切口从锁骨头向后外侧，沿胸锁乳突肌前缘和锁骨上缘所构成夹角的平分线，沿胸锁乳突肌两个头之间的间隙斜行。牵开胸锁乳突肌，分离肩胛舌骨肌，显露颈静脉和颈总动脉，解剖其外侧的迷走神经、颈内静脉和内侧的颈总动脉。解剖颈总动脉，将其与纵隔游离。胸导管在颈总动脉后方，向外侧弧形汇入左颈内静脉和锁骨下静脉交汇处，解剖胸导管，游离并结扎。解剖右椎动脉时，胸副导管要同时结扎。解剖椎静脉并断扎，椎动脉位于椎静脉下方。

（2）外侧入路：用于显露斜角肌后锁骨下动脉和椎动脉。切口平行于锁骨上缘，断开茎突舌骨肌，游离斜角肌前脂肪组织。解剖斜角肌前脂肪垫内的肩胛横动静脉，辨认在前斜角肌浅面由外向内呈对角线下行的膈神经，游离膈神经，完全显露前斜角肌，并在下方切断肌肉，显露锁骨下动脉。可见到甲状颈干及内侧的椎静脉，断扎椎静脉，显露椎动脉。

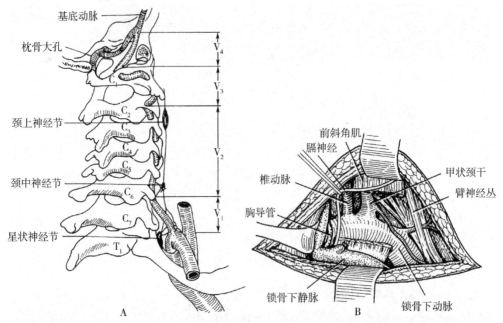

图 9-7　椎动脉的分段（A）和左侧椎动脉第 1 段（V_1 段）起始部的解剖（B）

2. V_3 段解剖入路

在第 1 至第 2 颈椎间解剖椎动脉。患者体位同颈动脉手术，向后牵开胸锁乳突肌，在颈内静脉和胸锁乳突肌之间、乳突顶部下方 3 cm 处解剖副神经。第 1 颈椎附着部位可扪及肩胛提肌的前缘和后缘，其前缘下方可见第 1 颈椎神经前支穿出，椎动脉在前支后方纵行。在椎动脉前方切断神经前支，解剖椎动脉浅面的椎静脉，并向两侧牵开，可见椎动脉呈袢状。解剖椎动脉时要特别注意不损伤其后外侧发出的侧支动脉。

经寰椎后弓上方的椎动脉解剖选择枕骨下入路，可解除枕骨下的椎动脉间歇性外源性受压，或者对蔓延至枕骨下区域的动脉瘤行手术治疗。切口上缘平行于枕骨，沿胸锁乳突肌后缘下行，切开头夹肌，可扪及第 1 颈椎外侧突，切断头上斜肌和头外侧直肌后，可见椎动脉被静脉丛包绕。为更好地显露手术野或去除外源性压迫因素，需行椎板切除术去除部分寰椎后弓。椎板切除时，可引起硬膜外静脉丛的出血，需用止血纱布止血。注意不要损伤此区域底部第 2 颈椎的颈神经根，也不要解剖椎动脉硬膜下部分。

三、锁骨下动脉手术解剖

（一）锁骨下动脉解剖学

锁骨下动脉和臂丛神经干位于锁骨上区底部，在前斜角肌和中斜角肌之间外行。锁骨下静脉位于前斜角肌、锁骨和第 1 肋骨上缘锁骨下静脉沟之间。

右锁骨下动脉起于无名动脉，位于胸锁关节深面；左侧直接起自主动脉弓，较右侧长，在胸腔内于气管左侧行走。在颈部，左锁骨下动脉的位置较右侧深，在左颈内静脉和锁骨下静脉交汇部，有胸导管注入。左、右锁骨下动脉分别沿两肺尖内侧，斜越胸膜顶前面，经胸廓上口到颈部，弓形向外侧进入斜角肌间隙。根据其与前斜角肌的解剖关系，锁骨下动脉可分为 3 段：由起点至前斜角肌内侧为第 1 段；前斜角肌后方为第 2 段；至第 1 肋外侧缘为第 3 段。第 1、第 2 段后下方紧贴胸膜顶和肺尖；第 2、第 3 段外上方邻近臂神经丛。与颈总动脉不同，锁骨下动脉发出许多分支动脉，包括椎动脉、胸廓内动脉、甲状颈干和颈横动脉等。

锁骨下静脉是腋静脉的延续，自第 1 肋外缘至胸锁关节后方，与颈内静脉汇合成无名静脉。其前方有锁骨及锁骨下肌，后上有锁骨下动脉，以前斜角肌和膈神经为间隔，下为第 1 肋及胸膜（图 9-8、图 9-9）。

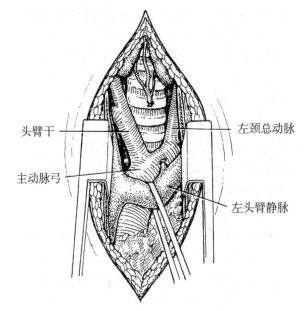

图 9-8　主动脉弓及头臂干的解剖

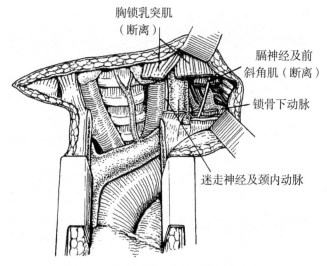

图 9-9　升主动脉、主动脉弓及其分支

（二）锁骨下动脉手术入路

锁骨下动脉的手术入路分下列几种。

1. 左锁骨下动脉手术入路

患者体位同颈动脉手术，上肢内收靠近躯干。切口位于锁骨上方 1 cm，自胸锁关节平行于锁骨向外长 8～10 cm，打开浅筋膜和颈阔肌，结扎外侧的颈外静脉。内侧可见胸锁乳突肌，横断其锁骨头端。如需向内解剖，则离断其胸骨头端。打开深筋膜，显露前斜角肌。前斜角肌前方有脂肪垫和锁骨下静脉，解剖静脉时注意避免损伤胸导管。胸导管从颈内静脉和锁骨下静脉后方自后向前进入两静脉汇合处的静脉角，一旦损伤，必须结扎，以免造成淋巴漏。为显露斜角肌后锁骨下动脉，可轻轻向下向内侧牵开锁骨下静脉和颈内静脉，在颈部无血管区下方、近第 1 肋起始部横断前斜角肌，注意保护膈神经，用硅胶带圈起并拉向上外侧，显露锁骨下动脉第 3 段。游离锁骨下动脉内侧部分，可显露椎动脉，横断胸锁乳突肌胸骨头和锁骨头，可解剖锁骨下动脉的分支肩胛后动脉、甲状颈干和乳内动脉，用硅胶带圈起有利于控制出血。如需进一步显露邻近组织，则需要切断锁骨。

2. 右锁骨下动脉手术入路

右锁骨下动脉的斜角肌前段很短，头臂干分叉部位于胸锁关节后方。经颈部切口通常都能完全显露右锁骨下动脉，如需显露其起始段，则需做颈胸联合切口。于锁骨下动脉斜角肌前段，可见椎动脉和乳内动脉分支。

3. 锁骨切除锁骨下动脉手术入路

锁骨下动脉和腋动脉手术时，需切除锁骨清晰显露锁骨下动脉。翻开皮瓣，切断锁骨内侧 2/3，肩胛上动、静脉走经锁骨后方，如骨膜层撕裂，则很容易引起损伤出血。切口的胸骨侧可显露无名血管和颈血管，外侧可显露锁骨下血管和臂神经丛。横断前斜角肌，可显露锁骨下动脉第 2 段及椎动脉和甲状颈干开口部。如需显露腋动脉，切口应延长至腋窝。切除部分锁骨不影响肩部运动，不需做锁骨重建。

4. 其他手术入路

在第 3、第 4 肋间隙行左胸廓切开术，可显露左锁骨下动脉胸腔段和左颈总动脉。胸骨正中切开可解剖无名动脉和颈总动脉胸腔段。

四、腋动脉手术解剖

（一）腋动脉解剖学

腋动脉在第 1 肋骨外缘续于锁骨下动脉，行走于腋窝内，至大圆肌下缘移行为肱动脉。根据其与胸小肌的解剖关系，将腋动脉分为 3 段：起点至胸小肌上缘为第 1 段；胸小肌覆盖部分为第 2 段；胸小肌下缘至大圆肌下缘为第 3 段。腋动脉被臂神经丛各束及其主要分支包绕，内侧有腋静脉伴行。腋动脉的分支包括胸最上动脉、胸肩峰动脉、胸外侧动脉、肩胛下动脉、旋肱前动脉和旋肱后动脉。腋血管与神经干有腋鞘包裹，是椎前筋膜的延续。

腋静脉由贵要静脉和两支肱静脉汇合而成，主要属支有头静脉，经三角胸大肌间沟穿过深筋膜，注入锁骨下静脉或腋静脉。

臂神经丛的 3 个束包裹腋动脉第 3 段，分别位于腋动脉的外侧、内侧和后侧。正中神经由内、外侧两根形成，夹持腋动脉，其内、外侧根分别发自臂神经丛的内、外侧束。前臂内侧皮神经与尺神经均起自内侧束，在起点处位于腋静脉浅面，尺神经较粗，位置偏后。桡神经更粗大，是后束的直接延续，位于后方。

（二）腋动脉手术入路

手术可经腋窝前壁或底部进入。

1. 前侧入路

前侧入路可显露腋动脉起始部或腋窝顶至腋窝底部腋动脉全长。

2. 锁骨下手术入路

平行锁骨下方中 1/3 做长 8～10 cm 切口，横断胸大肌显露胸锁腋筋膜，打开前鞘，沿锁骨下肌断开肌肉。向近端牵开锁骨下肌，打开筋膜后鞘。动脉表面有至胸大肌的神经经过。打开深筋膜，可见到胸肩峰动脉的分支穿过，这些分支的上、下方有胸大肌。结扎至锁骨、喙突的分支后游离胸大肌，在深部锐性分离可解剖出腋动脉。此切口可显露腋动脉中上段，适合血管损伤时做血管结扎，而不适宜做血管重建手术。

3. 三角肌胸肌手术入路

患者取仰卧位，上肢轻度外展外旋，从锁骨中部三角肌胸大肌肌间沟向下至胸大肌和三角肌做切口，解剖腋动脉下段。三角肌胸肌肌间沟有头静脉，需游离并保护。向内侧牵开胸大肌，显露胸小肌和胸锁腋筋膜，在喙突近喙肱肌内侧缘纵行切开胸锁腋筋膜，横断胸小肌肌腱，向内侧牵开，可见被脂肪组织包绕的血管神经束。腋动脉发出许多分支，静脉位于动脉内侧，臂神经丛分为各终末支。此切口可显露腋窝区所有的血管、神经组织，但肌肉牵开较困难。如果血管病变广泛，可延长切口。

4. 胸三角-锁骨下联合手术入路

手术联合锁骨下和三角肌胸肌两种切口，呈曲棍球棒形，在锁骨下方横断胸大肌后，其余解剖同上述三角肌胸肌手术入路。

5. 经胸手术入路

患者取仰卧位，肩部轻度抬高，上肢水平放置与身体成 90°。切口从锁骨中部至腋窝顶部腋前线，在肱骨胸大肌附着点沿肌纤维方向分离，在近喙突胸小肌附着点分离胸小肌以显露血管。

6. 经胸-腋手术入路

经胸-腋手术入路可显露腋动脉远侧段，延长切口还可显露肱动脉，此切口不需分离胸小肌。

患者取仰卧位，肩部轻度抬高，前臂外展 90°。沿胸大肌下缘做长 8～10 cm 切口。胸大肌向上、向内侧牵拉，切开喙肱肌鞘内侧缘，将肌肉向外侧牵拉，显露正中神经，注意保护。可见到腋动脉，其浅面为伴行静脉发出的属支静脉，臂神经丛各支位于其后外侧。此切口手术操作简便、损伤小，几乎不需要分离组织。此切口主要用于在近端控制肱动脉血流，通常不作为腋血管手术的常规切口。

五、肱动脉手术解剖

（一）肱动脉解剖学

肱动脉是上臂的主要动脉，在大圆肌下缘续于腋动脉，沿喙肱肌和肱二头肌内侧下降，从上臂尺侧转至肘关节前方，在桡骨颈平面分为桡动脉和尺动脉。肱动脉分为三段，近段 1/3 位于深筋膜下方，外邻喙肱肌，部分被正中神经、前臂内侧皮神经覆盖，贵要静脉将其与尺神经分隔；中段 1/3 逐渐走向前外方，被二头肌内侧缘覆盖，前方有正中神经斜行；远段 1/3 沿肱二头肌内侧缘下行，近终末时被肱二头肌腱膜覆盖，内侧为正中神经。肱动脉的分支有肱深动脉、滋养动脉、尺侧上副动脉、尺侧下副动脉和肌支等。肱静脉与肱动脉伴行。正中神经在臂上部位于肱动脉外侧，至臂中部稍下方经动脉前方转到其内侧（图 9-10）。

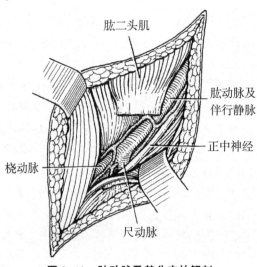

图 9-10　肱动脉及其分支的解剖

（二）肱动脉手术入路

1. 上段肱动脉手术入路

患者取仰卧位，上肢外展、轻度外旋。沿肱二头肌肌内侧沟做长 6～8 cm 纵行切口，打开筋膜，将肱二头肌和肱三头肌分别牵向外侧和后方。肘轻度屈曲，在筋膜鞘下方可见血管神经束，打开鞘膜可显露位于肱动脉前方的正中神经，应注意保护，用硅胶带圈起轻轻牵向外侧即可显露动脉，有时在此处可见到肱动脉分叉，肌间隔将尺神经与动脉分开。肱动脉被两条伴行静脉及其交通支环绕，贵要静脉在肱静脉近端注入一条肱静脉。

2. 远端肱动脉及其分叉部位手术入路

患者取仰卧位，上肢外展 90°，前臂伸直，不做肘窝部正中纵切口，而做"S"形或"Z"形切口，保护浅静脉和神经分支。向外侧牵开贵要静脉或在筋膜外结扎、离断肱二头肌腱膜可显露肱、尺、桡动脉。术后不需重建肱二头肌腱膜。同肱动脉上段一样，其远端也由两条伴行静脉和交通支环绕。正中神经位于血管束内侧，需用硅胶带圈起保护，并向内侧牵开。切口远端可见尺动脉和桡动脉，桡动脉沿肱动脉行径，而尺动脉在正中神经和旋前圆肌下方走向尺侧深面。

六、桡、尺动脉手术解剖

（一）桡、尺动脉解剖学

桡动脉在肘窝深处于桡骨颈平面从肱动脉分出，在前臂走向较直，与桡骨平行下降，经肱桡肌与旋前圆肌之间，至桡侧腕屈肌和肱桡肌之间，在腕部分出掌浅支后，斜行于拇长展肌和拇短伸肌肌腱深面至手背，穿过第 1 掌骨间隙至手掌，分出拇主要动脉后，其末端与尺动脉掌深支吻合，形成掌深弓。桡动脉在前臂远侧段较表浅，仅覆以皮肤和筋膜。桡动脉有两条同名静脉伴行，近侧段有桡神经的浅支伴行。

尺动脉较粗大，自肱动脉发出后，在前臂深、浅屈肌之间向下内方斜行，至尺侧腕屈肌深面下降，在腕部位于豌豆骨桡侧，经腕掌侧韧带和腕横韧带之间到达手掌，发出掌深支与桡动脉末端吻合成掌深弓。尺动脉末端与桡动脉掌浅支吻合形成掌浅弓。

尺动脉有两条同名静脉伴行，尺神经位于动脉内侧。

（二）桡动脉手术入路

患者仰卧，前臂伸直，掌心朝上，沿旋前圆肌和肱桡肌肌间沟做纵行切口，于肘下前臂上部或腕上部切开深筋膜，将上述二肌分别向内、外侧牵开，打开血管神经束鞘膜，游离动脉并将其与伴行静脉分离。桡动脉下 1/3 段更为表浅，在筋膜下位于桡侧腕屈肌外侧。

（三）尺动脉手术入路

患者取仰卧位，上肢外展，前臂轻度屈曲以利于屈肌放松，手背屈、外展。于肱骨内上髁下方 3～4 指起做长 8～10 cm 纵行切口至豌豆骨外侧缘，打开深筋膜，显露尺侧腕屈肌，尺动脉位于其桡侧，尺神经位于血管内侧，动脉由两支尺静脉伴行。前臂下 1/3 的尺动脉较表浅，在尺侧腕屈肌肌腱和指浅屈肌肌腱之间，可显露血管和神经。

七、腹主动脉和髂动脉解剖

（一）腹主动脉解剖学

腹主动脉起自第 12 胸椎下缘前方膈肌主动脉裂孔，终于第 4 腰椎下缘并分出左、右髂总动脉，其分叉的体表位置在脐下偏左 2～3 cm。腹主动脉全长约 13 cm，直径为 2.5～4.0 cm，可分为肾上和肾下两段。腹主动脉及其主要分支变异少见，其分叉有时可高于第 4 腰椎。腹主动脉位于后腹膜，胸导管在主动脉裂孔或稍下方与腹主动脉密切相邻，位于腹主动脉的右侧或后方。腹主动脉周围有腹腔淋巴结和神经丛；前方有小网膜、胃和腹腔干；下方有脾静脉、胰、左肾静脉和十二指肠下部；后方有前纵韧带和左腰静脉；右上方有奇静脉、乳糜池、胸导管和膈肌右脚，膈肌右脚将腹主动脉与下腔静脉上部和右腹腔神经节隔开。右下方腹主动脉与下腔静脉紧密相邻，左侧有膈肌左脚、腹腔神经节、十二指肠升部和小肠曲。小肠系膜根部上端在胰和十二指肠前方横过中线。在十二指肠水平以下切开壁腹膜，很容易显露腹主动脉。腹主动脉发出成对的壁支及成对和不成对的脏支。

1. 壁支

（1）膈下动脉：由腹主动脉上端或腹腔干发出，左右各一，位于膈下。

（2）腰动脉：通常有 4 对，起自腹主动脉后壁，向外横过第 1 至第 4 腰椎体前面和侧面，经腰大肌和腰方肌深面，于腰方肌外侧向前进入腹肌。

（3）骶正中动脉：起自腹主动脉分叉部背侧，沿第 5 腰椎及骶骨前面下行。

2. 成对脏支

（1）肾上腺中动脉：于胰后方第 1 腰椎平面起自腹主动脉侧壁，向外行至肾上腺，与肾上腺上、下动脉吻合。

（2）肾动脉：于第 2 腰椎平面起自腹主动脉，横行向外，经肾静脉后方至肾门入肾。由于腹主动脉位置偏左，右肾动脉较左侧稍长，右肾动脉横过下腔静脉、胰头和十二指肠降部后方，左肾动脉前方为胰体、脾静脉和肠系膜下静脉。

（3）睾丸动脉或卵巢动脉：在肾动脉稍下方起自腹主动脉前壁，沿腰大肌前面斜行向外下方，在第 4 腰椎平面与输尿管交叉，并经髂血管前方至腹股沟环或卵巢。

3. 不成对脏支

（1）腹腔干：于第 12 胸椎平面膈主动脉裂孔稍下方起自腹主动脉前壁，长 1～2 cm，向前上方至胰上缘，发出胃左动脉、肝总动脉和脾动脉三支。腹腔干根部下缘与肠系膜上动脉根部上缘相距 0.1～0.6 cm（图 9-11、图 9-12）。

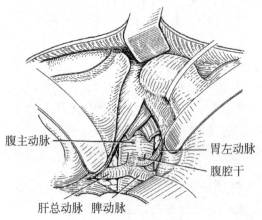

图 9-11　腹腔动脉的解剖

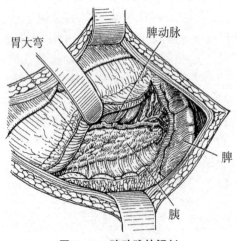

图 9-12　脾动脉的解剖

（2）肠系膜上动脉：于第1腰椎中部或下缘平面起自腹主动脉前壁，经脾静脉和胰颈后方下行至胰体前方，经胰下缘和十二指肠下部之间进入小肠系膜根部，呈稍突向左侧的弓状，其全程有同名静脉在右侧伴行。肠系膜上动脉根部下缘至肠系膜下动脉根部上缘的距离为7～7.5 cm（图9-13、图9-14）。

（3）肠系膜下动脉：于第3腰椎平面在十二指肠下部下缘处起自腹主动脉前壁，沿后壁腹膜深面行向左下方，至左髂窝越过左髂总血管前面进入乙状结肠系膜根部，下降至骨盆即为直肠上动脉。肠系膜下动脉根部下缘至腹主动脉分叉距离为3～5 cm。

下腔静脉及其属支与腹主动脉关系最密切。下腔静脉起自第4、第5腰椎平面右侧，由左、右髂总静脉汇合而成，沿主动脉右侧上行，经肝的髂静脉窝，穿过膈肌腔静脉孔达胸腔注入右心房。除去门静脉血液回流，下腔静脉还接受来自下肢、腹腔和盆腔的血液回流，是人体最大的静脉。其后方有右腰动脉和右肾动脉，前方有小肠系膜、十二指肠降部、胰、肠系膜上动脉和门静脉，外侧有右输尿管、右肾和右肾上腺。下腔静脉畸形罕见，主要有双下腔静脉、左位下腔静脉、双下腔静脉伴左肾静脉位于腹主动脉后方，下腔静脉正常但髂静脉位于腹主动脉前方，双左肾静脉环绕腹主动脉等（图9-14至图9-17）。

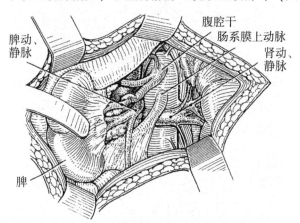

图9-13　肠系膜上动脉根部的解剖

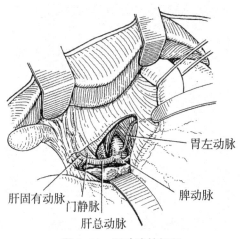

图9-14　肝动脉的解剖

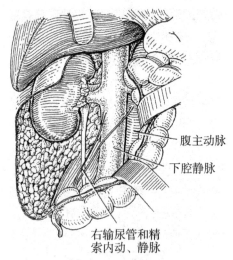

图 9-15　下腔静脉的解剖

腹主动脉

下腔静脉

右输尿管和精
索内动、静脉

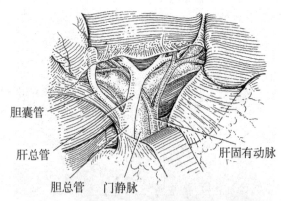

胆囊管

肝总管

胆总管　门静脉

肝固有动脉

图 9-16　门静脉（肝十二指肠韧带内）的解剖

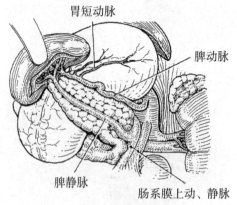

胃短动脉

脾动脉

脾静脉

肠系膜上动、静脉

图 9-17　脾静脉的解剖

　　从腹股沟韧带至膈肌的腹膜后有丰富的淋巴组织，主动脉腰淋巴结数量最多，位于主动脉和下腔静脉沟的浅面和深面，接受肠及其系膜的淋巴回流。

　　腹膜后腰交感神经位于腰椎体前外侧和腰大肌内侧，左侧与腹主动脉外侧毗邻，右侧被下腔静脉覆盖。

（二）髂血管解剖学

左、右髂总动脉在第 4 腰椎平面由腹主动脉发出，沿腰大肌内侧向外下方斜行，至骶髂关节前方分为髂外和髂内动脉。右髂总动脉常较左侧长，斜行经过第 5 腰椎体前面，其前方有腹膜、小肠和右输尿管；后方有左髂总静脉和下腔静脉连接部；外上方为下腔静脉和右髂总静脉；外下方为腰大肌；内上方为左髂静脉。左髂总动脉前方是乙状结肠及其系膜、直肠上动脉和左输尿管；左髂总静脉位于其内侧和后方；外侧是腰大肌。

髂外动脉在骶髂关节前方自髂总动脉发出，沿腰大肌内侧缘斜行向外下方，于腹股沟韧带中点深面，穿过血管腔隙至股部为股动脉。其前内侧为腹膜和腹膜下脂肪组织，右侧髂外动脉前为回肠末端，左侧髂外动脉前为乙状结肠。髂筋膜薄层包裹两侧髂动、静脉。髂血管前方和内侧有许多淋巴管和淋巴结。除一些小分支外，髂外动脉在腹股沟韧带上方发出两支较大的动脉，即腹壁下动脉和旋髂深动脉。髂外静脉起初位于髂外动脉内侧，继而转向其后方。

髂内动脉在骶髂关节处由髂总动脉发出，长约 4 cm，较髂外动脉细。它沿骨盆壁在腹膜后脂肪组织中下行，至坐骨大孔上缘分为前干和后干。髂内动脉供应盆腔壁、盆腔脏器、臀部、生殖器官和大腿内侧血液。髂内静脉位于同名动脉的后上方。

（三）腹主动脉手术入路

1. 经腹腔腹主动脉手术入路

肾下腹主动脉手术最好经腹腔入路，取腹部正中切口或左旁正中切口。腹部正中切口，从剑突下至耻骨联合上缘，绕开脐部。左旁正中切口取肋弓下至耻骨连线，将肌肉牵拉向两侧以保护腹直肌的神经；还可从剑突外下方的正中线旁 2～4 cm 垂直向下至耻骨做纵行切口。

手术进腹显露腹主动脉前需先探查腹腔脏器，解剖腹主动脉时要检查其主要分支是否存在病变。将横结肠牵向上方，小肠推向右侧，乙状结肠置于左下腹，沿腹主动脉纵行打开后腹膜，向上延长至 Treitz 韧带，向下至耻骨联合上缘，游离十二指肠第 4 段，打开腹主动脉前鞘，解剖左肾静脉，手术操作时注意止血。明确睾丸静脉或卵巢静脉的起始部位及行径后，左肾静脉用硅胶带圈起保护，左肾动脉位于左肾静脉后上方。避免损伤腹主动脉前自主神经丛，以免影响术后性功能。于腹主动脉左侧解剖肠系膜下动脉，腹主动脉瘤患者的肠系膜下动脉必须在近腹主动脉开口部位结扎，结扎前注意其远端和近端是否存在动脉搏动。肠系膜下静脉邻近 Treiz 韧带，在左肾静脉下方斜行越过腹主动脉，并沿其左侧下行，可在左肾静脉水平上方游离结扎肠系膜下静脉。仔细将腹主动脉与右侧的下腔静脉分开，避免损伤腹主动脉后的腰静脉，解剖肾下腹主动脉。若要解剖髂内和髂外动脉分叉部位，应注意此区域的输尿管和位于结缔组织内的腹下神经丛。术中应注意可能遇到的解剖变异，如左位下腔静脉或腹主动脉后下腔静脉、马蹄肾和低位肾动脉等。在近端将左肾静脉牵开可显露肠系膜上动脉和肾上脏器，向远端延长切口可显露髂动脉和股动脉。

肾上腹主动脉段的显露较困难，可取胸腹联合切口。进腹后切开小网膜，将胃拉向下方，解剖腹主动脉前面的结缔组织，切开膈肌主动脉裂孔的右侧和左侧部分以显露腹主动脉，然后沿腹主动脉向下解剖以显露腹主动脉各主要分支。解剖脾动脉和肠系膜上动脉时，可将其前方的胃左静脉切断和结扎。

2. 腹膜后肾下腹主动脉手术入路

患者取右侧斜卧位，左胸抬高45°～60°，左上肢向前上方悬吊，髋关节伸直。左肋下切口，于脐孔至耻骨联合中点腹直肌鞘边缘，至第12肋尖。切断腹内、外斜肌和左腹直肌，分离腹横肌纤维，注意不要损伤其背侧血管神经束的第11、第12支，以免腹壁肌肉失去神经营养导致术后肌肉萎缩。断开第12肋骨，钝性分离腹膜，向上至肋软骨，向下至髂前上棘，显露腰支后找到左肾动脉，腰支部位相当恒定，可作为左肾动脉开口的标志。游离和结扎左肾静脉腰支后，肾下腹主动脉即完全显露。必要时可将腹膜推向右侧，沿左结肠前和左肾、输尿管后之间的平面，将左结肠游离并推向右侧，将左肾和输尿管向前内侧牵拉，显露左肾静脉。可在左肾动脉至主动脉分叉平面解剖腹主动脉，也可沿腹膜游离肾脏Gerota囊，在其后方找到左肾动脉，经肾后平面入路解剖腹主动脉。解剖腹主动脉分叉部和下腔静脉时，要避免损伤静脉。腹主动脉瘤累及右髂动脉是腹膜后入路的相对禁忌证。

3. 腹膜后肾上腹主动脉手术入路

近肾和肾上腹主动脉手术常取腹膜后入路，与经腹腔的手术不同，左肾静脉和胰头不影响手术显露。较大的近肾腹主动脉瘤伴髂动脉广泛累及时，或者当右肾动脉需手术重建时，需联合经腹腔和腹膜后入路，经腹腔手术有利于右髂动脉和右肾动脉的解剖，而腹膜后入路有利于解剖肾上腹主动脉。

患者体位同经腹腔腹主动脉手术，切口相同，至第9或第10肋间隙，长15～20 cm，可完全显露肠系膜上腹主动脉。如需显露肾下腹主动脉时，则左胸抬高75°，做胸腹联合切口，可显露腹主动脉腹腔干段。经第10肋间进入腹膜后间隙，钝性分离牵开前腹膜，将腹膜推向前内侧，显露膈肌，放射状切开部分膈肌，以利于动脉近端解剖。解剖膈肌脚，缝扎肠系膜上动脉开口周围疏松结缔组织，以免术后淋巴漏。游离膈肌脚后锐性分离，在左肾动脉近端1～2 cm解剖肠系膜上动脉。如需阻断腹腔干上方腹主动脉，可解剖其近侧段2～4 cm。肾上、肠系膜上或腹腔干上腹主动脉闭塞时仅需在其前、后方游离一小段放置阻断钳即可，不需行腹主动脉环行解剖。

4. 左肾血管手术入路

患者体位同腹膜后腹主动脉手术，脐上做横切口，延长至第12肋骨尖，将腹膜推向右侧，确认输尿管和髂腰肌，在腹膜后于左结肠和肾脏之间解剖睾丸静脉（或卵巢静脉）和左肾静脉。游离左肾静脉，在肾动脉和肠系膜下动脉平面之间控制肾下腹主动脉。不游离肾脏或将肾脏从Gerota囊移出，以保护侧支血供。将左肾静脉向上牵拉，显露其下方的左肾动脉，分离结扎睾丸静脉（或卵巢静脉），以利于手术显露。解剖过程中注意保护左肾静脉上方的左肾上腺静脉（图9-18）。

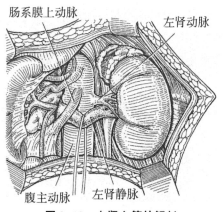

肠系膜上动脉　　左肾动脉

腹主动脉　　左肾静脉

图9-18　左肾血管的解剖

5. 右肾血管手术入路

中线至右脐上做横切口，将十二指肠和右结肠推向中部，显露右肾静脉和下腔静脉，避免损伤下腔静脉前的右睾丸静脉（或卵巢静脉）。游离右肾静脉和下腔静脉右侧，右肾动脉位于右肾静脉后上方，游离解剖后用硅胶带环绕套起。解剖下腔静脉，使之与肾下腹主动脉分开，注意不损伤输尿管和右肾动脉起始部上方的右膈下动脉（图9-19）。

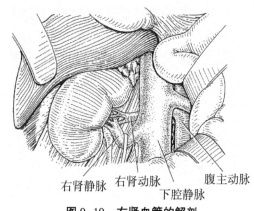

右肾静脉　右肾动脉　　腹主动脉

下腔静脉

图9-19　右肾血管的解剖

（四）髂动脉手术入路

1. 经腹腔髂动脉手术入路

（1）右髂动脉手术入路：腹部做正中切口，在右髂窝将盲肠和末端回肠推向上方，沿髂动脉行径打开后腹膜。髂外动脉有腹壁下和旋髂深两条分支动脉。游离髂动脉向近端可至髂总动脉分叉部位，注意不损伤输尿管。

（2）左髂动脉手术入路：腹部做正中切口，向内上方牵开降结肠和乙状结肠，显露髂窝。手术方法同右髂动脉解剖。

2. 腹膜后髂动脉手术入路

患者取仰卧位，臀部垫沙袋抬高10°～15°，切口从腹股沟韧带内1/3处上方1 cm左右，至髂前上棘和耻骨联合连线，向近端呈轻度弧形。平行于腹股沟韧带切开腹外斜肌、腹内斜肌和腹横肌腱膜，向上、向内牵开，再打开腹横筋膜，推开脂肪组织，进入腹膜后间隙。打开血管鞘膜显露髂外动脉，其前面有2支伴行静脉的属支（图9-20）。

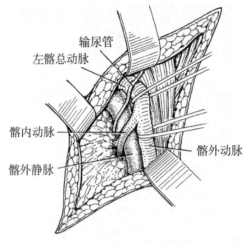

图 9-20　髂外动、静脉的解剖

八、股动脉手术解剖

(一) 股动脉解剖学

　　股动脉在腹股沟韧带中点深面续于髂外动脉，经股三角进入收肌管，在股前部转至股内侧，然后出收肌管裂孔至腘窝，续为腘动脉。股动脉在股三角位置较浅，内侧伴有股静脉，外侧为股神经及其分支隐神经。在收肌管内，股静脉最初居动脉外侧，到股三角位于动脉后方，到达股三角上部时转向动脉内侧。股动脉远端位置较深。股动脉共有5 条分支，分别是腹壁浅动脉、旋髂浅动脉、阴部外动脉、股深动脉和膝最上动脉，其中股深动脉是股动脉的最大分支，在腹股沟韧带下方 2～5 cm 处自股动脉后壁或后外侧壁发出，其起始部发出的旋股内侧、旋股外侧和穿动脉第 1 穿支参与髋关节周围和膝关节动脉网（图 9-21）。临床上以股深动脉起始部为界，将股动脉分为股总动脉和股浅动脉两段。

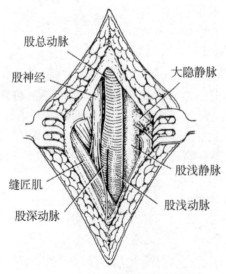

图 9-21　股动、静脉与股神经的解剖

收肌管位于大腿中部，是股内肌和大收肌间的间隙，收肌管内包括股血管和隐神经。股动脉在其终末端发出膝最上动脉，隐神经走行于股动脉前方，与膝最上动脉一同穿收肌管前壁后下行，其神经分支分布于膝关节、小腿内侧和内踝部。

（二）股动脉手术入路

1. 股三角处股动脉手术入路

患者取仰卧位，大腿外展、轻度外旋。从腹股沟股动脉搏动点至股骨内上髁连线做斜行切口，沿缝匠肌内侧缘牵开皮肤，避免损伤腹股沟区淋巴管和淋巴结，必要时结扎以免淋巴漏。于缝匠肌内侧打开深筋膜，股血管位于股内侧肌和长收肌之间。沿血管轴打开动脉鞘，解剖近端股总动脉时，要避免损伤腹壁下动脉和旋髂深动脉。解剖出股动脉后用硅胶带圈起，在股深动脉开口下方 1～2 cm 处解剖出股浅动脉并用硅胶带圈起，轻轻牵拉这两支动脉，显露股深动脉开口，其开口部位前方有纤维束和股深静脉属支，后者需予以结扎，股深动脉及其主要分支用硅胶带圈起。解剖过程中深筋膜和淋巴脂肪组织向内侧牵开，并注意保护其他从股总动脉或股浅动脉发出的分支。如取大隐静脉作为旁路移植材料，则切口应偏向内侧（图 9-22）。

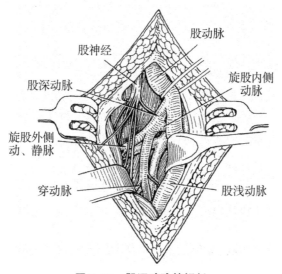

图 9-22　股深动脉的解剖

2. 收肌管部位股浅动脉手术入路

患者仰卧，大腿外旋外展，膝关节屈曲。切口从股三角顶部至收肌结节，打开浅筋膜，将大隐静脉牵向内侧。游离缝匠肌并向后牵开，打开大收肌腱板进入收肌管，显露股血管时可见隐神经位于血管前方，保护隐神经并将其牵向内侧。这一部位股动脉常被小静脉网包绕，不利于手术解剖，注意保护股浅动脉发出的肌支及其下方的最高膝上动脉分支。若打开远端的收肌管裂孔，可更好地显露股浅动脉和腘动脉移行部。

如需显露整个股动脉，切口必须从腹股沟区至收肌结节。

九、腘动脉手术解剖

(一) 腘动脉解剖学

腘动脉位于膝关节后方，在收肌管裂孔处续于股动脉。腘动脉在腘窝近端沿半腱肌深面向外斜行，至腘窝中部即垂直下行，在腘肌下缘分为胫前和胫腓干动脉。腘动脉全程位置较深，与膝关节后方的韧带邻近。腘动脉在三个水平面发出 3 对分支动脉参与膝关节动脉网的组成：膝上外侧和膝上内侧动脉起自股骨内、外侧髁水平；膝下外侧和膝下内侧动脉各分支在膝关节前方互相吻合，参加膝关节网；膝中动脉穿过腘斜韧带至膝关节囊。

腘静脉由胫前静脉和胫腓干静脉汇合而成，位于腘动脉浅面和胫神经的深面。小隐静脉在腘窝下部穿入深筋膜，分为 2 支，分别汇入腘静脉和大隐静脉。腘动脉全程或部分有 2 支腘静脉伴行，其被结缔组织紧密包绕，容易同时受损或形成动静脉瘘。

腘窝上角可见坐骨神经，它分出胫神经和腓总神经。胫神经沿腘血管走行，先位于动脉外侧，继经其后方至其内侧，中间隔以腘静脉。腓总神经沿股二头肌内侧下行。

(二) 腘动脉手术入路

腘动脉手术有内侧入路，后侧入路和联合内、后侧入路三种。

1. 内侧入路解剖近端腘动脉

患者取仰卧位，大腿轻度外旋外展，膝关节下垫枕，屈曲 30°。切口位于大腿下 1/3 沿缝匠肌前缘，注意不要损伤大隐静脉。打开深筋膜，将缝匠肌和股内侧肌牵开，可见到大收肌腱板覆盖收肌管处的股浅动脉和腘动脉移行部，此部位由膝最上动脉发出，应注意保护。打开腱板分离股骨大收肌附着点以显露腘血管，纵行打开血管鞘，可见两条伴行静脉位于动脉的外侧和后侧，它们通常形成许多相互沟通的属支，需解剖并予以结扎。腘静脉壁较薄，与动脉紧密结合并黏附于周围组织，解剖较困难。解剖腘动脉时要注意保护隐神经。

内侧入路的优点是患者取仰卧位有利于手术显露，便于大隐静脉取材，手术创伤相对较小。

2. 内侧入路解剖全长腘动脉

患者取仰卧位，大腿下 1/3 沿缝匠肌前缘做经膝关节至胫骨内后缘的弧形切口，在缝匠肌前缘打开深筋膜，于大收肌肌腱下方进入腘窝，横断缝匠肌、半膜肌、股薄肌和半腱肌胫骨附着点，在近股骨内侧髁部位分离腓肠肌内侧头，显露腘动脉全长。腘血管神经束的排列由内至外为腘动脉、腘静脉、胫神经和腓总神经，由前到后为腘动脉、腘静脉和神经。打开血管鞘后，可见动脉周围有静脉丛包绕，解剖并结扎。腘动脉远端不能完全解剖时，需打开比目鱼肌以便于解剖动脉分叉部位。手术完成后，需缝合修复肌肉和肌腱组织，尤其是腓肠肌内侧头的重建。

3. 内侧入路解剖远端腘动脉

患者取仰卧位，切口起自股骨内侧髁后缘下 1 cm 至胫骨内侧髁后方 1 cm 处，长 8～

10 cm，注意不要损伤大隐静脉。在半腱肌和股薄肌肌腱下方打开深筋膜，将腓肠肌内侧头推向内后方，显露比目鱼肌和血管神经束，打开血管鞘，解剖并结扎包绕腘动脉的静脉属支，切开覆盖腘动脉分叉部位的比目鱼肌腱弓，解剖腘动脉远端。解剖过程中注意保护血管后方的胫神经，避免牵拉损伤。远端腘动脉解剖的优点是这一部位通常没有从腘动脉、胫前动脉和胫腓干发出的重要侧支。

4. 后侧手术入路解剖腘动脉

这是经典的解剖入路。由于血管神经束位置较表浅，因此通常不需要切开肌肉。如手术仅限于腘动脉，常取此入路。

患者取俯卧位，膝关节过伸，根据是否显露近端腘动脉或腘动脉全长来选择手术切口。需显露腘动脉近端时，可于腘横纹上做纵行切口；需显露腘动脉远端时，切口起自腘横纹中点垂直向下在腓肠肌内外侧头之间；腘动脉全长显露则需做横"S"形切口（图9-23）。钝性分离翻开皮瓣，在中线部位纵行打开深筋膜，可见小隐静脉和股后侧皮神经穿深筋膜，注意不要损伤外侧的腓总神经。纵行打开血管鞘，腘静脉位于最内侧、最深部位。

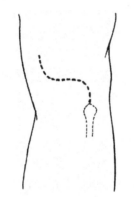

图 9-23　腘动脉手术的切口

远端腘动脉常被腘静脉的属支静脉包裹，解剖时需牵开腓肠肌内、外侧头。打开比目鱼肌可清晰显露腘血管分叉、胫前、胫腓干、胫后和腓血管（图9-24至图9-27）。

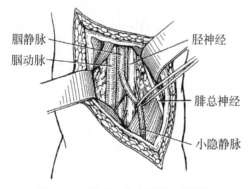

图 9-24　腘动、静脉及胫、腓神经

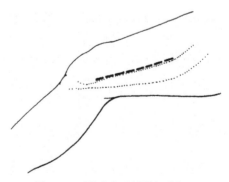

图 9-25　腘动脉近侧段入路切口

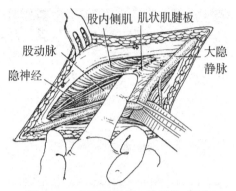

图 9-26　切开股腘管，显露股-腘动脉延续段

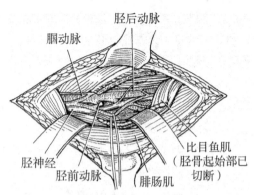

图 9-27　腘动脉及其分支（胫前、后动脉及腓动脉）

十、小腿动脉手术解剖

（一）小腿动脉解剖学

小腿动脉位于小腿胫骨粗隆平面至内踝平面之间，包括胫前动脉、胫腓干动脉、胫后动脉和腓动脉，位于深筋膜和肌间隔组成的不同肌室中。小腿有 4 个肌室，分别为前室、外侧室、后浅室和后深室。前室包括胫骨前肌、趾长伸肌、长伸肌、胫前血管和胫前神经（腓深神经）；外侧室最小，包括腓总神经终末支、腓浅神经、腓骨长肌和腓骨短肌；后浅室包括腓肠肌、比目鱼肌和跖肌；后深室肌肉起自胫腓骨之间的骨间膜，包括长屈肌、胫骨后肌和趾长屈肌。

胫前动脉为腘动脉的终支，在腘肌下缘发出，向前穿过胫骨后肌二起始头之间和小腿骨间膜上方的孔隙，至小腿伸侧，沿骨间膜前面，先在胫骨前肌和趾长伸肌之间，继在胫骨前肌和长伸肌之间下降，在踝关节前方延续为足背动脉。胫前动脉在近端发出胫前返动脉参与膝关节网，在远端发出内、外踝支。它分为两段：其上 1/3 段又称弓形段，位于腓骨小头后内侧，穿过骨间膜；其下段经胫前室全程。胫前动脉有两条同名静脉伴行。

胫腓干动脉在腘肌下缘平面由腘动脉发出，其向下发出腓动脉后延续为胫后动脉。

胫后动脉沿小腿后面浅、深屈肌之间下降，经内踝后方转入足底，至展肌深面分为足底内侧动脉和足底外侧动脉两终支。胫后动脉有两条同名静脉伴行。

腓动脉自胫腓干发出后，经胫骨后肌浅面斜向外下，再沿腓骨内侧于胫骨后肌和长屈肌之间下行至外踝上方浅出（图 9-28 至图 9-30）。

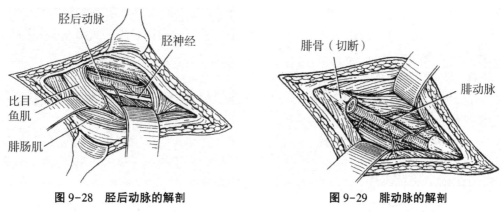

图 9-28　胫后动脉的解剖　　　　　　　　　　图 9-29　腓动脉的解剖

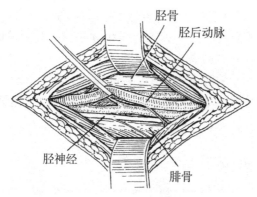

图 9-30　胫前动脉的解剖

（二）小腿动脉手术入路

1. 胫后动脉手术入路

解剖近段胫后动脉时，膝关节轻度屈曲，大腿外旋、外展。在胫骨后内侧小腿中段做长 10 cm 切口，大隐静脉位于切口后方，打开深筋膜，向后侧牵开腓肠肌，腘血管远端和比目鱼肌之间用手指钝性分离，断开比目鱼肌胫骨附着处，行深部血管分离，显露胫后血管，游离动脉、包绕的静脉丛和伴行静脉，注意在解剖动脉时不要损伤胫后神经。术后将比目鱼肌缝合固定在胫骨骨膜上。后侧入路见远端腘动脉手术入路。

于内踝上方、胫骨后缘和小腿下 1/3 可解剖胫后动脉远侧段。打开浅筋膜后显露跟腱，解剖并将其拉向后方，打开深筋膜，显露胫后血管，趾长屈肌和长屈肌位于其深面。游离结扎两支胫后静脉间的交通支后，解剖胫后动脉。胫后神经在小腿下 1/3 位于血管后方，术中应避免损伤。

2. 胫前动脉手术入路

胫前动脉近段手术时，患者取仰卧位，膝关节轻度屈曲，足轻度内旋，在腓骨小头内侧至小腿中段胫骨前肌肌腱外侧做纵行切口，长 8～10 cm，于胫骨前肌外缘纵行打开小腿筋膜，胫骨前肌和趾长伸肌之间用手指做钝性分离，直至骨间膜前的血管神经束，轻轻拉开肌肉，显露血管神经束。胫前静脉在动脉两侧伴行，腓浅神经位于其前外方。

胫前动脉下段手术入路切口同上，需向下延伸 6～8 cm，打开小腿筋膜，将胫骨前肌肌腱向内侧牵拉，长伸肌向外侧牵拉，血管神经束位于深面。胫前动脉有两条伴行静脉，胫前神经位于其内侧。在小腿下方，胫前动脉的位置较表浅。向远端切开踝部伸肌支持带可达足背动脉。

3. 腘动脉远端及其分叉部位手术入路

经内侧径路可显露腘动脉远端和胫后动脉、腓动脉。有时腓动脉手术显露较困难，需做外侧手术径路。

（1）内侧手术入路：切口同腘动脉远端手术入路，向远端延长，显露比目鱼肌，切断比目鱼肌胫骨附着点，向外侧牵拉，将伴行静脉和胫神经分离，游离、结扎静脉即可显露腘动脉、胫前动脉、胫腓干、胫后动脉和腓动脉分叉部位。

（2）外侧或经腓骨手术入路：手术易解剖腓动脉、腘动脉远端和胫前动脉、胫后动脉。患者取仰卧位，膝关节屈曲90°，尽可能内旋。切口自股二头肌肌腱下方沿腓骨至膝下，长12～15 cm，打开浅筋膜，在股二头肌肌腱内侧打开深筋膜，显露绕过腓骨小头的腓总神经，分离𧿹长伸肌和腓长伸肌，达腓骨外侧缘，剥离腓骨骨膜，离断腓骨近端约15 cm并取出。显露腘动脉远端及分叉，可在腓骨上1/3、腓骨小头下方打断腓骨，不取出腓骨小头，腓动、静脉位于胫骨后肌深面，术后不需要重建腓骨。

十一、足背动脉手术解剖

（一）足背动脉解剖学

足背动脉是胫前动脉的延续，在踝关节前方经长伸肌腱和趾长伸肌腱之间，越过距骨、舟骨和中间楔骨背面前行，至第1跖骨间隙近侧分为第1跖背动脉和足底深动脉。足背动脉由皮肤、筋膜和十字韧带覆盖，两条同名静脉伴行。

足背动脉内侧分支常与胫后动脉的足底分支沟通，外侧分支较粗。跗内侧动脉从足内侧发出，参与内踝动脉网的组成；跗外侧动脉弓形向外，供应趾短伸肌和跗关节。弓形动脉形动脉在第1、第2跗趾关节附近自足背动脉发出，弓形弯曲经趾长、趾短伸肌深面外行，其末端与跗外侧动脉分支吻合。弓形动脉的凸侧发出第2～4跖背动脉，第1跖背动脉是足背动脉的终末支，经第1骨间隙上方到第1、第2跖骨小头附近分两支，一支经长伸肌肌腱深面至趾背面内侧，另一支分两条趾背动脉至趾和第2足趾的相对缘。足底深动脉穿过第1骨间背侧肌两头之间，在足底与足底外侧动脉终末段连接构成足底弓。

（二）足背动脉手术入路

足背动脉手术入路近踝部切口，沿足背动脉行径切开皮肤、皮下组织、筋膜和十字韧带，足背动脉与两条伴行静脉和胫前神经终末支伴行。在解剖足背动脉时应避免损伤其侧支，它们不仅为足背供血，而且在胫后动脉病变时是足底动脉的主要供血动脉。动脉重建术时，充分判断足部动脉（包括足背动脉和足底动脉）的通畅度是很重要的。

十二、足底动脉手术解剖

（一）足底动脉解剖学

胫后动脉在展肌深面分出足底内侧动脉和足底外侧动脉，足底内侧动脉较外侧动脉细，经展肌和趾短屈肌之间前行，在第 1 跖骨底走行经第 1 足趾内侧缘，与第 1 跖背动脉吻合。足底外侧动脉较粗，经展肌深面，沿趾短屈肌和跖方肌之间至第 5 跖骨底附近绕向内侧，它连接足背动脉的足底深支，形成足底弓。

(二) 胫后动脉远端和足底动脉起始部手术入路

切断足底腱膜，在足跟和足底连接间显露血管和神经。胫后动脉完全闭塞时，可通过足背动脉重建行间接足底皮瓣重建。

参 考 文 献

[1] 汤锦波. 手外科技术 [M]. 济南：山东科学技术出版社，2017.

[2] 洪光祥，陈振兵. 手外科手术要点难点及对策 [M]. 北京：科学出版社，2018.

[3] 吴肇汉，秦新裕，丁强. 实用外科学 [M]. 4 版. 北京：人民卫生出版社，2017.

[4] 任培土，鲁葆春. 普外亚专科疾病诊疗学 [M]. 杭州：浙江大学出版社，2016.

[5] 赵玉沛，陈孝平. 外科学 [M]. 北京：人民卫生出版社，2015.

[6] 杨雁灵. 普通外科基础手术精讲 [M]. 北京：科学出版社，2017.

[7] 张忠涛. 普通外科围术期管理及并发症处理经典病例解析 [M]. 北京：人民卫生出版社，2017.

[8] 卫洪波. 胃肠外科手术并发症 [M]. 北京：人民卫生出版社，2016.

[9] 王国斌，陶凯雄. 胃肠外科手术要点难点及对策 [M]. 北京：科学出版社，2018.

[10] 王宇. 普通外科学高级教程 [M]. 北京：中华医学电子音像出版社，2016.

[11] 李春雨. 肛肠外科学 [M]. 北京：科学出版社，2016.

[12] 任高宏. 临床骨科诊断与治疗 [M]. 北京：化学工业出版社，2016.

[13] 杨玻，宋飞. 实用外科诊疗新进展 [M]. 北京：金盾出版社，2015.

[14] 陆信武，蒋米尔. 临床血管外科学 [M]. 5 版. 北京：科学出版社，2018.

[15] 林擎天. 普通外科临床解剖学 [M]. 上海：上海交通大学出版社，2015.

[16] 雷霆. 神经外科疾病诊疗指南 [M]. 北京：科学出版社，2015.

[17] 苗毅. 普通外科手术并发症预防与处理 [M]. 4 版. 北京：科学出版社，2016.

[18] 李勇杰. 功能神经外科学 [M]. 北京：人民卫生出版社，2018.

[19] 张亚卓. 神经内镜手术规范化培训教程 [M]. 北京：人民卫生出版社，2018.

[20] 胡盛寿. 外科学 [M]. 北京：人民卫生出版社，2015.